Step3 絞られた病態の心電図波形を確認！

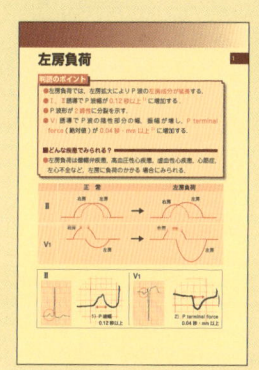

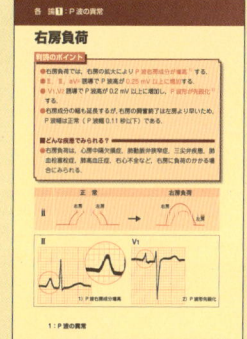

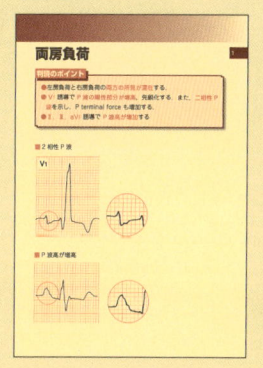

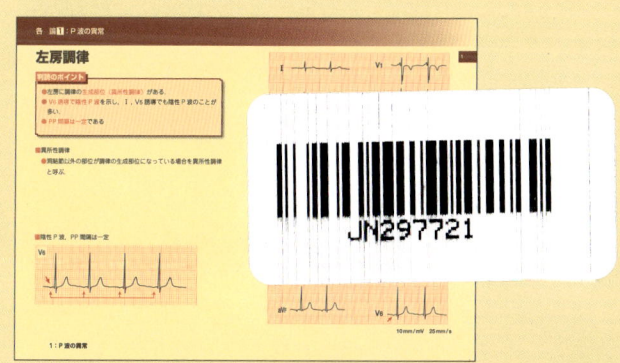

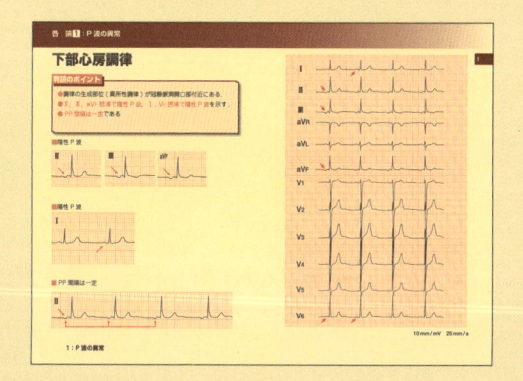

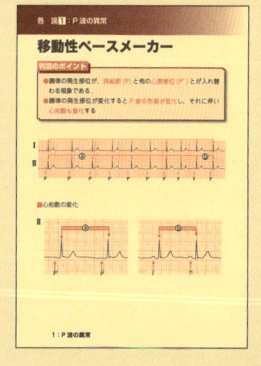

左房負荷

判読のポイント
- 左房負荷では、左房拡大によりP波の左房成分が延長する。
- II、III誘導でP波幅が0.12秒以上に増加する。
- P波形が二峰性に分裂する。
- V1誘導でP波の陰性部分の幅、振幅が増し、P terminal force（幅×深さ）が0.04 mm・sec以上に増加する。

誰どんな疾患でみられる？
- 左室負荷や僧帽弁疾患、高血圧性心疾患、虚血性心疾患、心筋症、モビッツなど、左房に負荷のかかる場合にみられる。

右房負荷

判読のポイント
- 右房負荷では、右房の拡大によりP波右房成分が増大[?]する。
- II、III、aVF誘導でP波高が0.25 mV以上に増加する。
- V1誘導でP波高が0.2 mV以上に増加し、先鋭化する。
- 右房成分の幅も延長するが、右房の興奮終了までにあるため、P波幅は正常（P波幅0.11秒以下）である。

誰どんな疾患でみられる？
- 右房負荷は、心房中隔欠損症、肺動脈弁狭窄症、三尖弁疾患、肺血栓塞栓症、肺高血圧症、右心不全など、右房に負荷のかかる場合にみられる。

両房負荷

判読のポイント
- 左房負荷と右房負荷の両方の所見が混在する。また、二相性P波を示し、P terminal forceも増加する。
- II、III、aVF誘導でP波高が増加する。

左房調律

判読のポイント
- 主にII誘導に陰性P波（高所性振幅?）がある。
- aVR誘導で陽性P波を示し、I、V6誘導でも陰性P波のことが多い。
- PP間隔は一定である

異所性調律
- 洞結節以外の部位が調律の生成部位になっている場合を異所性調律と呼ぶ。

下部心房調律

判読のポイント
- 調律の生成部位（異所性調律）が房室弁輪部に相当する部位にある。
- II、III、aVF誘導で陰性P波、I、aVR誘導で陽性P波を示す。
- PP間隔は一定である

移動性ペースメーカー

判読のポイント
- 調律の発生部位は、洞結節（P）と他の心房部位（P'）とが入れ替わる現象である。
- 調律の発生部位が変化するとP波の形が変化し、それに伴い心拍数も変化する

一発診断！
フローチャートで判る
心電図

監修：新　博次

著　：草間芳樹

一発診断！
フローチャートで判る心電図

2014年2月20日発行　　　　　　　　　　　　　　　　第1版第1刷　Ⓒ

監　修　新（あたらし）　博次（ひろつぐ）
著　者　草間（くさま）　芳樹（よしき）

発行者　渡辺　嘉之

発行所　株式会社 総合医学社

〒101-0061　東京都千代田区三崎町1-1-4
電話 03-3219-2920　FAX 03-3219-0410
URL:http://www.sogo-igaku.co.jp

Printed in Japan
ISBN978-4-88378-865-1

オフィス・アンドゥ，シナノ印刷

・本書に掲載する著作物の複製権・翻訳権・上映権・譲渡権・公衆送信権（送信可能化権を含む）は株式会社総合医学社が保有します．
・**JCOPY** <（社）出版者著作権管理機構 委託出版物>
本書を無断で複製する行為（コピー，スキャン，デジタルデータ化など）は，「私的使用のための複製」など著作権法上の限られた例外を除き禁じられています．大学，病院，企業などにおいて，業務上使用する目的（診療，研究活動を含む）で上記の行為を行うことは，その使用範囲が内部的であっても，私的利用には該当せず，違法です．また私的使用に該当する場合であっても，代行業者等の第三者に依頼して上記の行為を行うことは違法となります．複写される場合は，そのつど事前に，**JCOPY**
（社）出版者著作権管理機構（電話　03-3513-6969，FAX　03-3513-6979，e-mail：info@jcopy.or.jp）の許諾を得てください．

監修者序文

　心電図は120年の歴史がある循環器領域を代表する検査法で，その臨床現場への普及とともに循環器疾患の診断精度は高まり今日では必須の臨床検査となっている．循環器専門医のみならず，その他の領域を標榜する実地医家の施設においても心電計のない施設はなく，医療現場では必需品となっている．その大きな要因は，生命活動の源である心拍活動を確認する最も普遍的かつ世界共通の診断手法であることが挙げられる．

　一枚の心電図から得られる情報は，他の検査法では的確に表現できないものもあり，時には心臓周辺の環境の変化までを指し示してくれる．さらに，心電図は経時的に変化する病態の変化を観察するのにも適しており，他の臨床検査法と比較しその利便性は卓越している．

　しかし，心電図のP，QRS，T波という基本的構成成分の組み合わせであるが，抽象的なシグナル故に取り付きにくいと思われる医療関係者も少なくないようである．

　この"**一発診断！　フローチャートで判る心電図**"と題した本書は，心電図波形のややこしい理論的背景を簡便に解説し，**心電図所見をキーワードとして項目立て**をし，**臨床的背景のエッセンスのみを心電図波形と対比し簡便に記述**している．基本的に見開きで速やかに必要な情報収集が可能となるよう編集されている．多くの心電図解説書が，難解な理論的背景から記述されているが，本書はそこをスキップし**臨床的に必要な情報に焦点を当てている**．多くの臨床医，研修医から医学生まで，ま

た，看護師，臨床検査技師の皆様にとっても利用価値の高い一冊となると思われる．IT 化が進んだ今日の社会生活になれた皆様には，本書の簡潔な記述は通読されるにも，辞書的な活用にも適したスタイルであると確信している．

平成 25 年 11 月吉日

新　博次

著者序文

　心電図は簡便な検査ですが，多くの情報を提供してくれ，様々な検査が進歩した今日においてもその重要性は変わりません．心電図は循環器疾患の診療に限らず，多くの疾患の診療に必須の検査で，日常診療や健康診断にも広く用いられていますが，**"心電図の判読は難しい"** と感じておられる方も多いのではないでしょうか．

　本書は，**"早く心電図が読めるようになりたい"** と思われている読者を想定して，心電図の**理論的な部分はできるだけ省き**，**心電図波形を多く取り入れて編集**しました．

　心電図の所見は，比較的単純な原則によって理解できます．**本書では "心電図がどのように変化しているか" に注目**し，様々な**心電図波形の変化をキーワード**として，各々の心電図波形の変化どのように判読していくかを**フローチャート形式**でまとめ，**基本的な判読のポイントと心電図波形とを対比**できるように編集しました．また，心電図では1つの病態に複数の診断基準が提唱されている場合がありますが，本書では日常臨床で最もよく用いる基準を記載しました．

　この「一発診断！　フローチャートで判る心電図」は短期間で通読できる内容です．また，実際の心電図を手元におき本書を利用することもできます．　本書を活用して，"心電図は楽しい" と感じていただければ大変うれしく思います．

平成 25 年 11 月吉日
草間　芳樹

総論　1

I. 心電図の基本 ……… 3
II. 心電図判読時の基本的チェック事項 ……… 7

フローチャート　15

各論　19

1 P波の異常 ……… 20
　左房負荷　23
　右房負荷　24
　両房負荷　25
　左房調律　26
　下部心房調律　28
　移動性ペースメーカー　30

2 PQ時間の異常 ……… 32

PQ時間の延長
　I度房室ブロック　35

PQ時間の短縮
　Wolff-Parkinson-White(WPW)症候群　36
　Lown-Ganong-Levine (LGL) 症候群　38

3-1 QRSの異常（QRS幅の延長） ……… 40
　右脚ブロック　43
　不完全右脚ブロック　44
　完全右脚ブロック　46
　左脚ブロック　48
　WPW症候群　(36)

3-2 QRSの異常（種々の脚ブロック） ……… 52
　完全右脚ブロック　(46)
　左脚前枝ブロック　56
　左脚後枝ブロック　58
　2枝ブロック①　右脚＋左脚前枝ブロック　60
　2枝ブロック②　右脚＋左脚後枝ブロック　62
　不完全3枝ブロック　64
　左脚ブロック　(48)

3-3　QRSの異常（異常Q波）　⋯⋯⋯⋯⋯⋯⋯⋯⋯⋯⋯⋯⋯⋯⋯⋯⋯⋯⋯⋯⋯⋯ 66
心筋梗塞による異常Q波, QSパターン
　前壁心筋梗塞　70
　下壁心筋梗塞　72
その他の異常Q波, 肥大型心筋症　74

3-4　QRSの異常（R波が高い／左室側誘導）　⋯⋯⋯⋯⋯⋯⋯⋯⋯⋯⋯ 76
左室高電位　78
左室肥大　80

3-5　QRSの異常（R波が高い／右側胸部誘導）　⋯⋯⋯⋯⋯⋯⋯⋯⋯⋯ 82
不完全右脚ブロック（44）, 完全右脚ブロック（46）, WPW症候群（A型）（36）
右室肥大　86
反時計方向回転　88
後壁心筋梗塞, 後側壁心筋梗塞　90

3-6　QRSの異常（QRS電位が低い）　⋯⋯⋯⋯⋯⋯⋯⋯⋯⋯⋯⋯⋯⋯⋯ 92
肢誘導低電位差, 低電位差　94

4　ST上昇　⋯⋯⋯⋯⋯⋯⋯⋯⋯⋯⋯⋯⋯⋯⋯⋯⋯⋯⋯⋯⋯⋯⋯⋯⋯⋯⋯⋯⋯ 96
異型狭心症　98
急性心筋梗塞（ST上昇型）　100
　急性前側壁心筋梗塞　102
　急性下壁心筋梗塞　104
たこつぼ型心筋症　106
急性心膜炎　108
急性心筋炎　110
Brugada型心電図（Brugada症候群）　112
早期再分極症候群　114
その他のST上昇を示す場合

5　ST下降とT波変化　⋯⋯⋯⋯⋯⋯⋯⋯⋯⋯⋯⋯⋯⋯⋯⋯⋯⋯⋯⋯⋯⋯ 116
狭心症　118
心筋梗塞　120
右室肥大　（86）
左室肥大　（80）
低カリウム血症　122
ジギタリス効果　124
その他：クモ膜下出血, 脚ブロック, WPW症候群　125

6 高いT波 126
心筋虚血に伴うT波増高　129
早期再分極症候群　（114）
高カリウム血症　130

7-1 QT時間の異常（延長） 132
QT時間の測定　135
　薬剤性QT延長　136
　遺伝性QT延長症候群　138
　低カルシウム血症　140
　その他：低カリウム血症, 心筋梗塞と類縁疾患, 脳血管障害　142

7-2 QT時間の異常（短縮） 143
　QT短縮症候群　144
　高カルシウム血症　146
　ジギタリス効果　148

8 U波の異常 151
U波増高　152
陰性U波　153
一過性U波の陰性化　154

9 P波の脱落 156
洞停止　158
徐脈頻脈症候群　160
洞房ブロック(MobitzⅡ型)　161
洞房ブロック(Wenckebach型)　162

10 QRSの脱落 164
Ⅱ度房室ブロック(Wenckebach型)　166
Ⅱ度房室ブロック(MobitzⅡ型)　167
高度房室ブロック　168
完全(Ⅲ度)房室ブロック　169
ブロックされた上室期外収縮　170

11 早期に出現するP波, QRS 172
上室期外収縮　174
上室期外収縮の変行伝導　175
ブロックされた上室期外収縮　（170）
促進房室接合部調律　176
心室期外収縮　177
副収縮　178

12-1 RR間隔の異常(①QRS幅が正常で規則正しい) ……………… 180
洞頻脈　182
心房粗動　183
上室頻拍　184
　房室結節リエントリー頻拍　186
　房室リエントリー頻拍　188
　心房頻拍　190
　房室ブロックを伴う心房頻拍　191

12-2 RR間隔の異常(②QRS幅が正常で不規則) ………………… 192
心房細動　194
心房頻拍（Wenckebach型房室ブロックを伴う）　195

12-3 RR間隔の異常(③QRS幅が広く規則正しい) ……………… 196
心室内伝導障害を伴う洞頻脈　198
心室頻拍　199
WPW症候群での上室頻拍（副伝導路順行性の逆方向性房室リエントリー頻拍）　(185)
心室内伝導障害を伴う上室頻拍　200
心室内伝導障害を伴う心房粗動　200

12-4 RR間隔の異常(④QRS幅が広く不規則な頻脈) …………… 202
心室細動　204
Torsade de pointes (TdP)　205
WPW症候群に心房細動を合併した場合（偽性心室頻拍）　206
心室内伝導障害を伴う頻脈性心房細動　208

13-1 P波が認められる徐脈 ……………………………………… 210
洞徐脈　212
II度房室ブロック（Wenckebach型）　(166)
II度房室ブロック（MobitzII型）　(167)
高度房室ブロック　(168)
完全（III度）房室ブロック　(169)
洞停止　(158)
洞房ブロック（MobitzII型）　(161)
洞房ブロック（Wenckebach型）　(162)

13-2 P波が認められない徐脈 ……………………………………… 214
徐脈性心房細動　216
完全房室ブロックを伴う心房細動　217
徐脈性心房粗動　218

索引 ……………………………………………………………………… 219

総 論

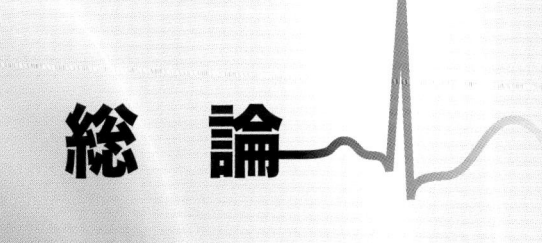

総 論

I. 心電図の基本

1 心臓の刺激伝導系

　心電図は心臓の電気興奮（脱分極）と，興奮から醒める（再分極）の変化を身体各所の電極から誘導し，増幅し記録したものである．洞結節から生じた興奮は，心房筋を脱分極させ，結節間路を介し房室結節へ達する．房室結節に達した興奮は，ヒス束，右脚，左脚（前枝，後枝），プルキンエ線維に伝わり，心室筋の脱分極を起こす．脱分極に続き再分極が起こる．

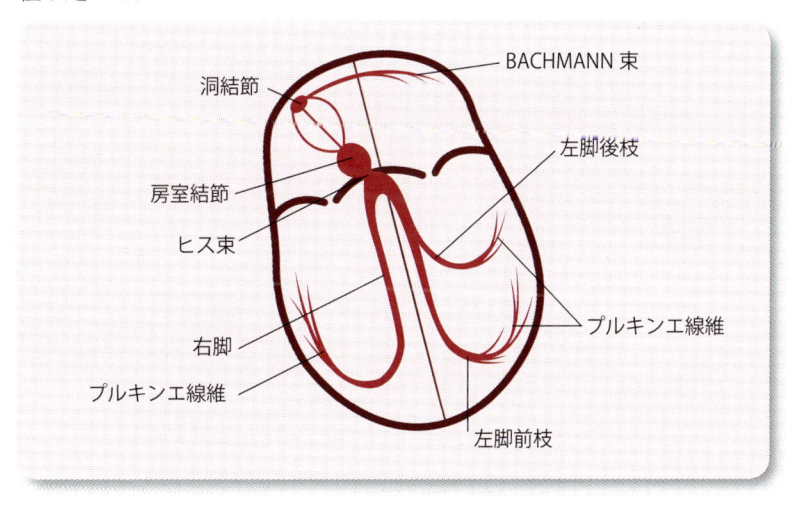

2 心電図波形と名称

- **P波**：心房の電気的興奮（脱分極）により生ずる．
- **PQ時間**：P波の始まりからQRSの始まりまでの時間．心房の興奮（P波）と房室接合部の伝導（P波の終わりからQRSの始まり）にあたる．
- **QRS**：心室の電気的興奮（脱分極）により生ずる．
  - **Q(q)波**：QRSの最初の陰性波．
  - **R(r)波**：QRSの最初の陽性波．
  - **S(s)波**：陽性波の後の陰性波．振幅の大きい波は大文字，小さい波は小文字で表す．
- **QRS幅（時間）**：QRSの始まりから終わりまでの時間．心室内伝導時間にあたる．
- **J点**：QRSとST接合部をJ点と呼ぶ．
- **ST部分**：QRSの終わりからT波の始まりまでの部分．

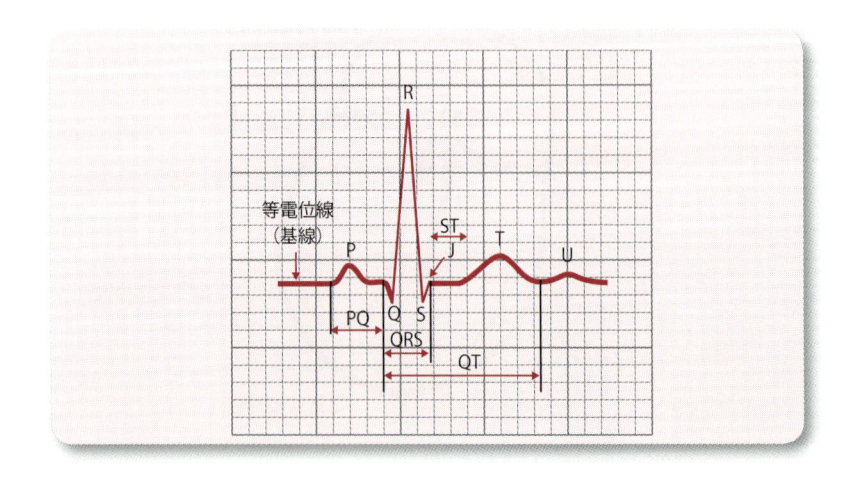

- **T 波**：心室が電気的興奮から醒める（再分極）ことにより生ずる．
- **QT 時間**：QRS の始まりから T 波の終わりまでの時間．心室の脱分極および再分極の時間にあたる．
- **U 波**：T 波のあとに認められる小さな波．U 波の成因は十分には解明されていない．

通常の心電図記録では，紙送り速度 25mm/秒，1mm = 400msec (0.4 秒)，振幅は 10mm = 1mV，1mm = 0.1mV である．

等電位線（基線）は，P 波の始まりと次の P 波の始まりを結ぶ線とする．

3 心電図の誘導法

通常使用される誘導法は，双極肢誘導（Ⅰ，Ⅱ，Ⅲ），単極肢誘導（aV_R, aV_L, aV_F），胸部誘導（V1～V6）の標準 12 誘導である．

◆3-1）双極肢誘導（Ⅰ，Ⅱ，Ⅲ）

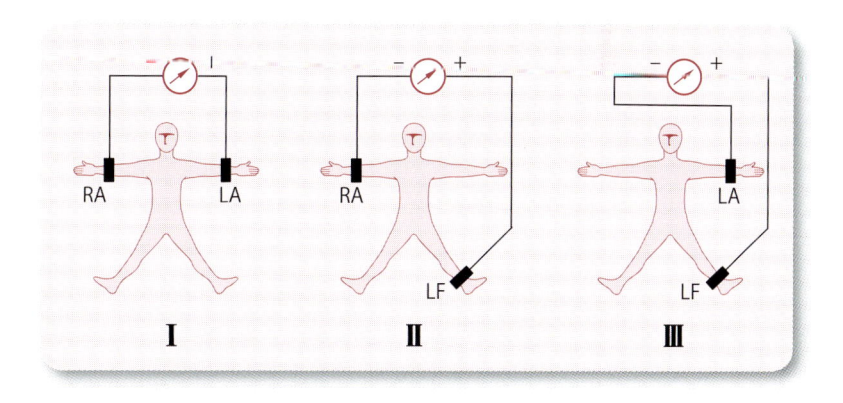

◆3-1) 単極肢誘導（aV_R, aV_L, aV_F）（Goldberger変法）

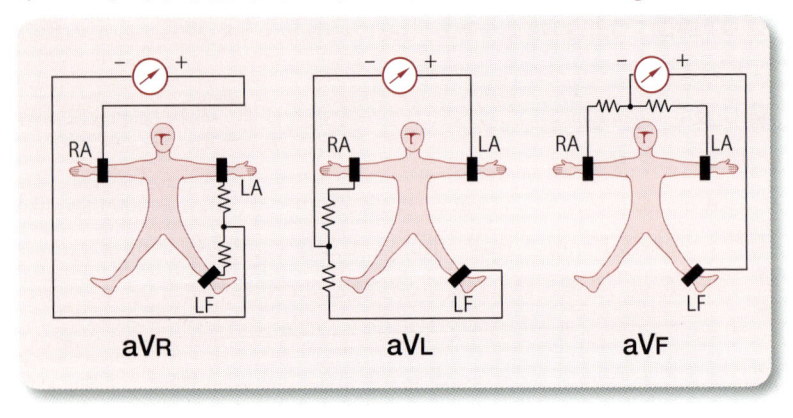

aV_R　　　aV_L　　　aV_F

◆3-1) 胸部誘導（V_1 〜 V_6）

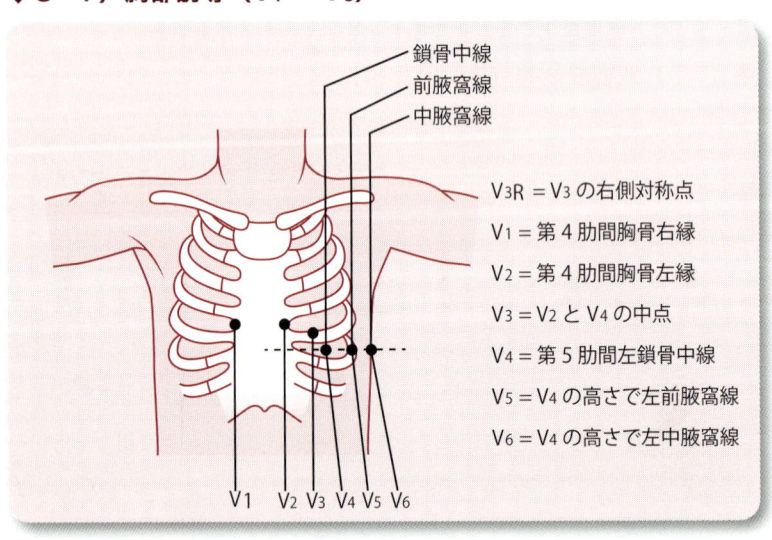

鎖骨中線
前腋窩線
中腋窩線

V_3R = V_3 の右側対称点
V_1 = 第4肋間胸骨右縁
V_2 = 第4肋間胸骨左縁
V_3 = V_2 と V_4 の中点
V_4 = 第5肋間左鎖骨中線
V_5 = V_4 の高さで左前腋窩線
V_6 = V_4 の高さで左中腋窩線

V_1 V_2 V_3 V_4 V_5 V_6

II. 心電図判読時の基本的チェック事項

1 調　律

　洞調律が正常である．正常洞調律では，P波がI，II誘導で陽性である．P波とQRSが1：1に対応し，QRSとQRSの間隔が規則的であるかを確認する．

2 心拍数

　正常の心拍数は，60/分以上100/分未満である．通常の紙送り速度25mm/秒で，QRSと次のQRSとの間隔から，およその心拍数がわかる．次のQRSまでの間隔が5mmごとに，心拍数は300，150，100，75，65，50，43，38/分である．

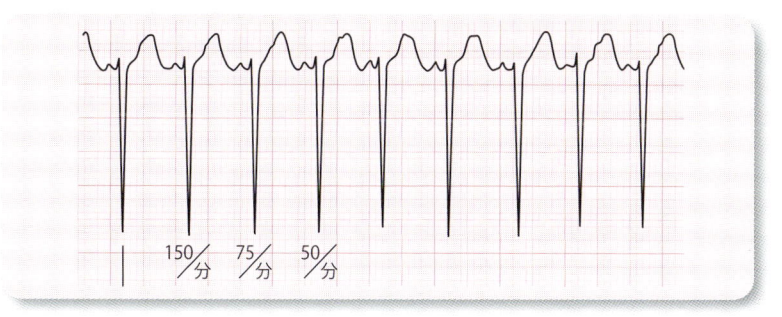

3 P波

P波の形（陽性，陰性，2峰性，先鋭化など），P波高，P波幅，V_1 誘導での P terminal force を確認する．

洞結節由来の P 波は，Ⅰ，Ⅱ，aV_F 誘導で陽性，aV_R で陰性，V_1 で 2 相性または陰性，$V_2 \sim V_6$ 誘導で陽性である．（通常はⅠ，Ⅱ誘導で陽性を確認すれば良い．）

P 波は右房成分と左房成分の和であり，P 波幅は 0.11 秒以下，P 波高は 0.25 mV 未満が正常である．

V_1 誘導での P 波陰性部分の幅（秒）と深さ（mm）の積 P terminal force（絶対値）は，0.04 秒・mm 未満である．

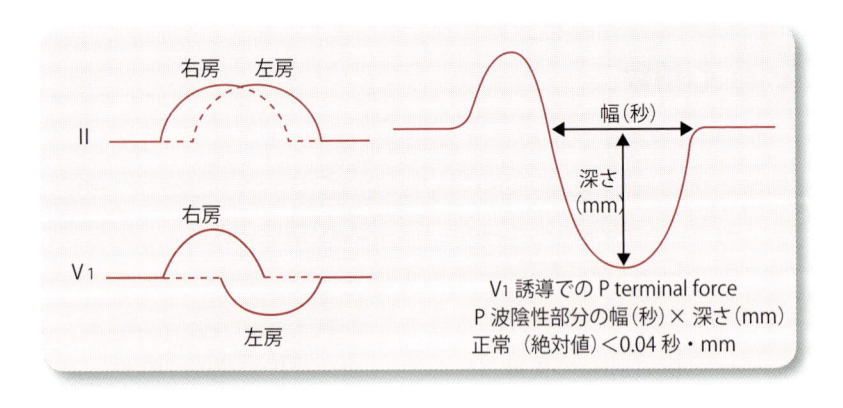

4 PQ 時間

PQ 時間の延長，短縮の有無を確認する．PQ 時間は 0.12 秒以上 0.20 秒未満が正常である．

5 QRS

電気軸，QRS の波形，異常 Q 波の有無，R 波高，QRS 電位，QRS 幅をチェックする．また，胸部誘導で心室興奮到達時間 ventricular activation time（VAT）および移行帯を確認する．

◆ 5-1）電気軸の求め方

Ⅰ，Ⅱ，Ⅲ誘導のうち 2 つの誘導から電気軸を求める．Q, R, S 波の各振幅からの計算値 A=R-(Q+S) がⅠ誘導で +10mm，Ⅱ誘導 +10mm の場合には，電気軸は +30°となる．電気軸は年齢とともに右軸から左軸方向へ変化する．成人では正常範囲 -30°〜 +90°，+90°〜 +180°が右軸偏位，-30°〜 -90°が左軸偏位である．

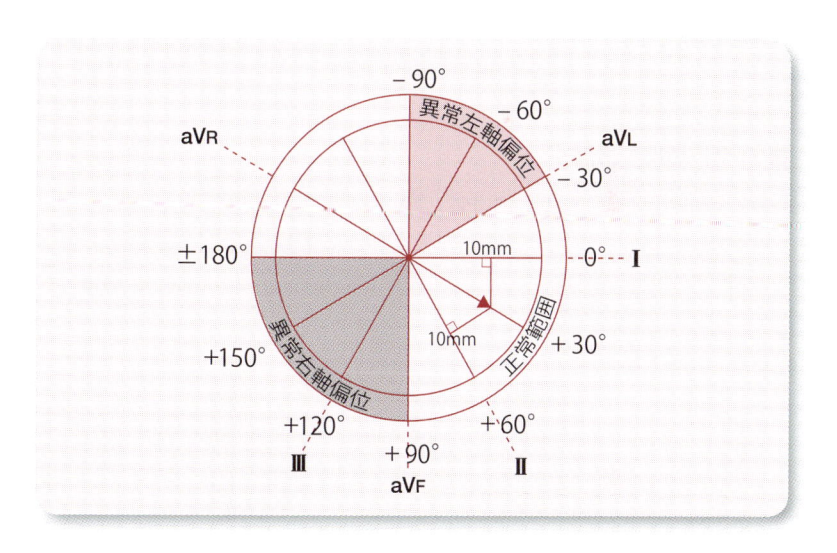

Ⅰ, Ⅱ, aV_F 誘導での Q, R, S 波の振幅からの計測値 A=R−(Q+S) が正か負かにより, 軸偏位の有無を簡便に判別できる. Ⅰ誘導が正, Ⅱ誘導が正なら正常範囲.

A がⅠ誘導が正, Ⅱ誘導が負なら左軸偏位. Ⅰ誘導が負, aV_F 誘導が正なら右軸偏位と, 簡易的に判別できる.

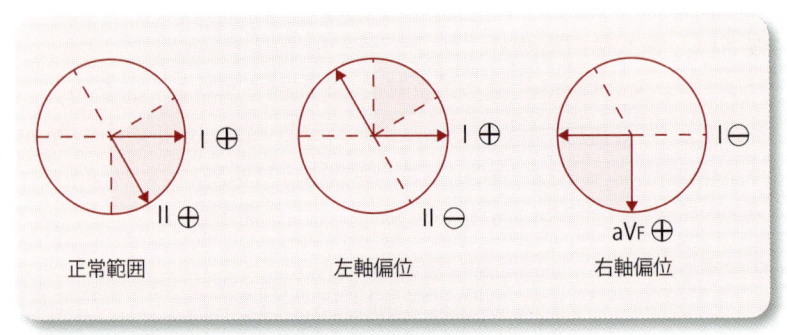

簡便な軸偏位判定法

◆ 5-2) QRS の波形

QRS の最初の陰性波を Q(q) 波, 最初の陽性波を R(r) 波, 陽性波の後の陰性波を S(s) 波という. 振幅の大きい波は大文字, 小さい波は小文字で表す.

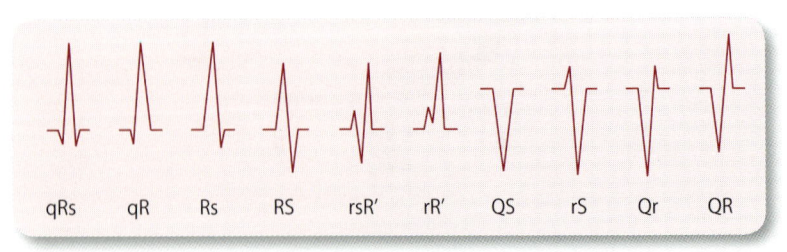

QRS 波形の表現法

qRs　qR　Rs　RS　rsR'　rR'　QS　rS　Qr　QR

QRSの波形の他に，異常Q波の有無，R波高，QRS電位，QRS幅（正常：0.10秒以下）をチェックする．

　異常Q波とは，aV$_R$以外の誘導で持続時間が0.04秒以上，深さがR波の1/4以上のQ波である．QRSの開始からR波の頂点までの時間を心室興奮到達時間 ventricular activation time（VAT）と呼び，電気的興奮が心内膜から心外膜まで到達する時間を反映する．VATの正常範囲は0.03秒以下である．

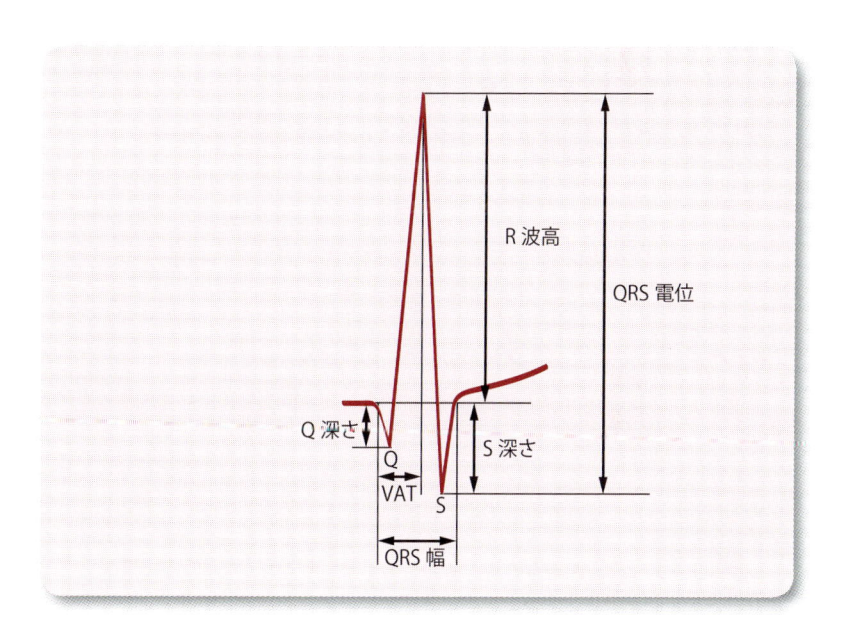

◆5-3）移行帯

　胸部誘導では V_1 から V_5 誘導に向けて R 波の高さが増し，S 波の深さは減少する．R 波の高さと S 波の深さがほぼ等しい誘導を移行帯という．正常では移行帯が V_3 〜 V_4 誘導にあることが多い．心臓が長軸を中心に時計方向に回転すれば，移行帯は左方に移動し，反時計方向に回転すれば移行帯は右方に移動する．

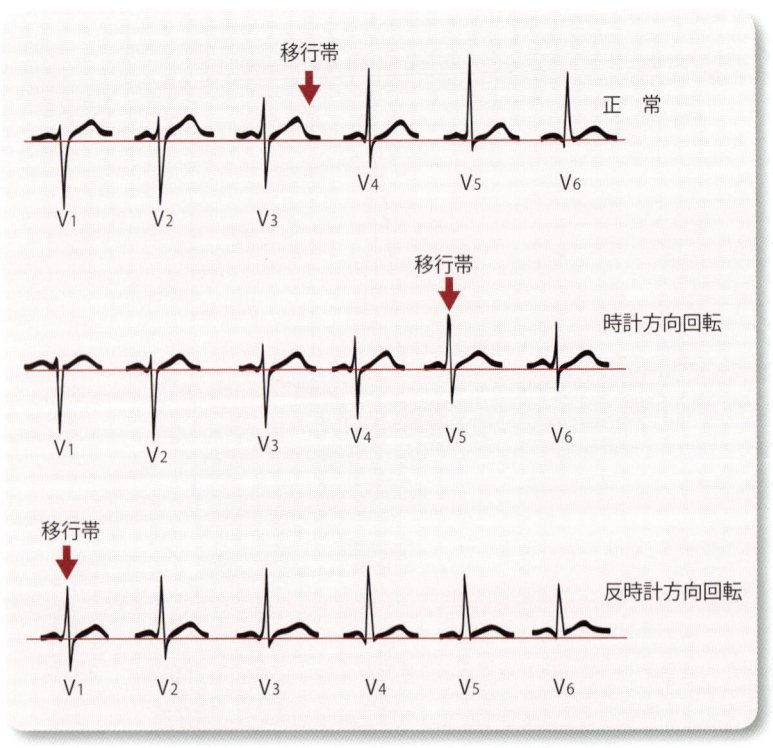

心臓長軸を中心とする回転による移行帯の変化

6 ST 部分と T 波

ST 部分は，正常では等電位線または PQ 部分と一致する．ST 部分の基線からの上方偏位を ST 上昇，下方偏位を ST 下降と表現する．ST 上昇は，J 点で 0.1mV 以上（V_1, V_2 誘導では 0.2 mV 以上）の上昇が有意な所見である．ST 上昇の型を上方に凸の ST 上昇と，上方に凹の ST 上昇に分類することがある．

ST 下降は上向型，水平型では J 点から 0.04 秒（運動負荷心電図では 0.06 秒），下向型では J 点で 0.1mV 以上の下降が有意な所見である．

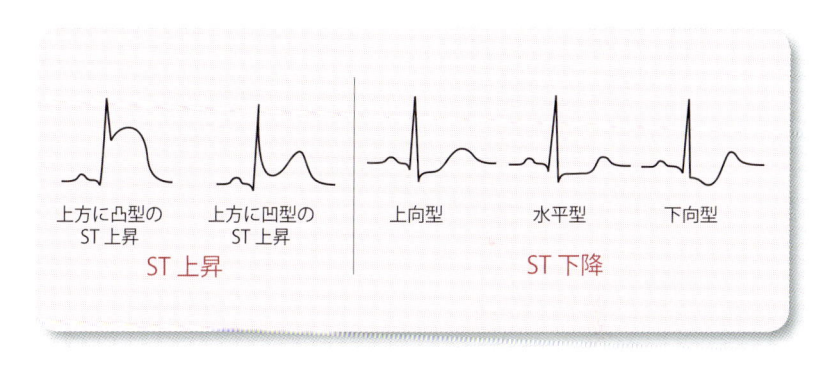

上方に凸型の ST 上昇	上方に凹型の ST 上昇	上向型	水平型	下向型
ST 上昇		**ST 下降**		

正常で T 波は，Ⅰ，Ⅱ，V_3〜V_6 誘導では陽性，aV_R 誘導では陰性である．Ⅲ，aV_L，aV_F，V_1, V_2 誘導の T 波は陰性でもよい．

また，若年者では V_1, V_2, V_3 誘導で陰性 T 波がみられる．陽性であるべき誘導での陰性 T 波，T 波の平低化（T 波高が R 波高の 1/10 以下）をチェックする．また，T 波の増高，二相性 T 波の有無も確認する．

Tの平低化　陰性T波　陰性T波（冠性T波）　二相性T波　T波の増高

T波の変化

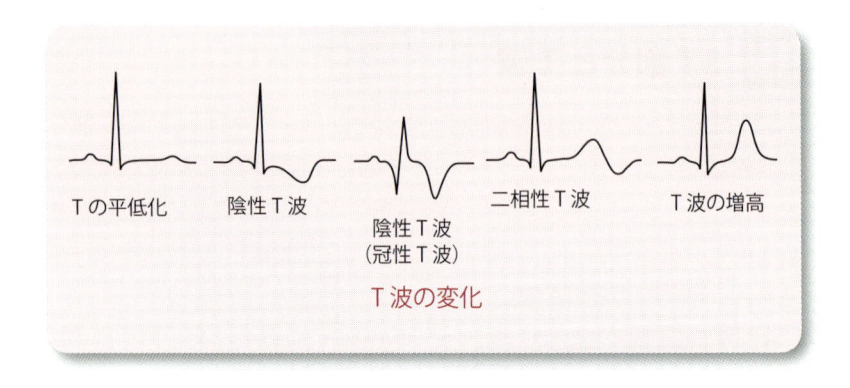

7 QT時間

QT時間は，QRSの始まりからT波の終わりまでの時間である．QT時間の検討には，実測したQT時間を先行するRR間隔により補正する必要があり，Bazettの式 $QTc = QT/\sqrt{RR}$ を用いて算出する．QT時間の計測には，U波がT波に重なることがあるので注意を要する．正常でQTcは，0.35秒以上，0.44秒（男性），0.46秒（女性）以下である．QT時間の延長，短縮をチェックする．

8 U波

正常ではU波は陽性（aV_R以外の誘導）で，U波高はT波高の5〜50％である．U波の増高，陰性U波の有無をチェックする．

フローチャート

フローチャート一覧

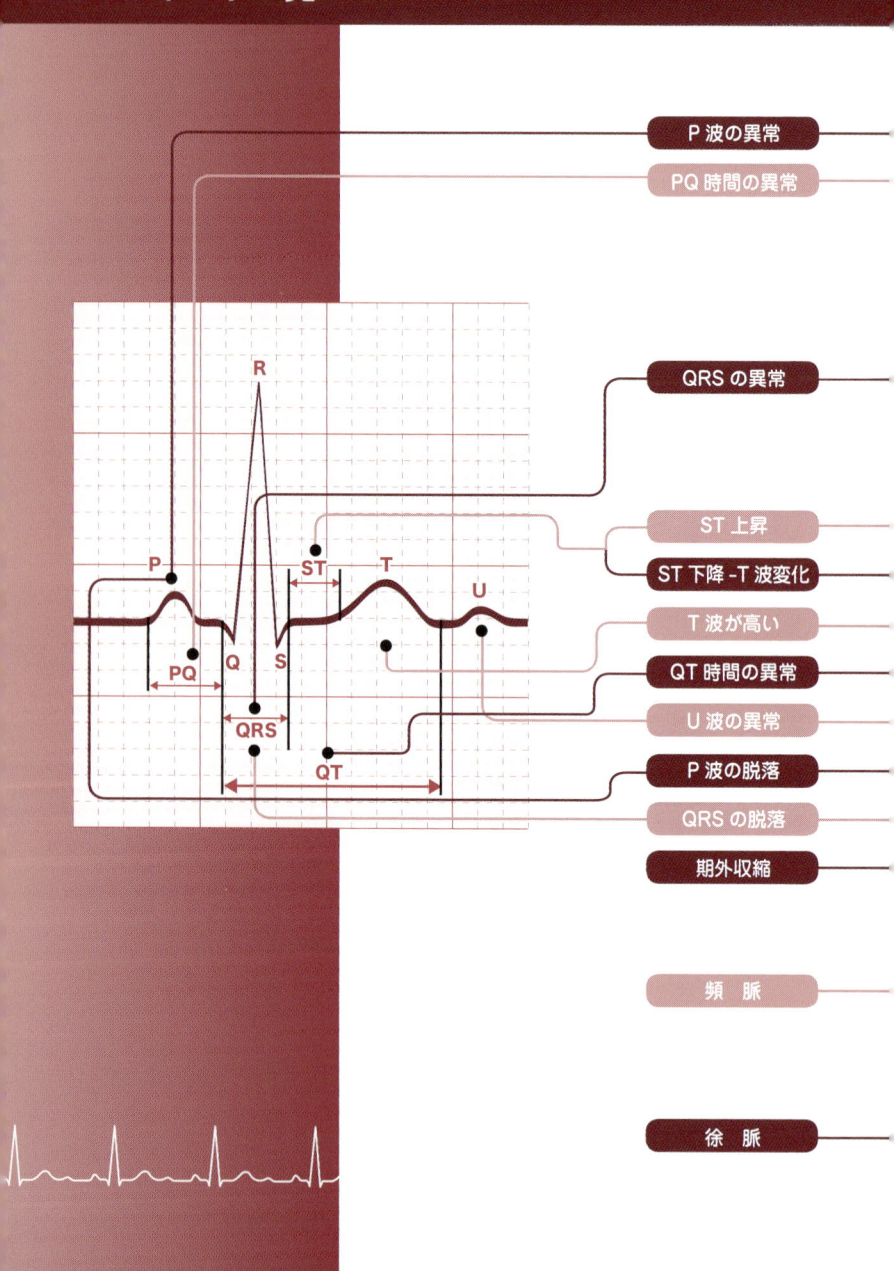

- P波の異常
- PQ時間の異常
- QRSの異常
- ST上昇
- ST下降-T波変化
- T波が高い
- QT時間の異常
- U波の異常
- P波の脱落
- QRSの脱落
- 期外収縮
- 頻脈
- 徐脈

チェックする事柄　　　　　　　　各論

1	P波の幅，高さ，形態	20
2	PQ時間の延長・短縮	32
3-1	QRS幅の延長	40
3-2	種々の脚ブロック	52
3-3	異常Q波の有無，認められる誘導	66
3-4	R波が高い/左室側誘導	76
3-5	R波が高い/右側胸部誘導	82
3-6	QRS電位が低い	92
4	ST上昇のある誘導，上昇度，形態	96
5	ST下降，陰性T波の有無	116
6	T波の増高の有無	126
7	QT時間の延長，短縮	132
8	U波の増高，陰性化の有無	151
9	P波を欠くRR間隔延長の有無	156
10	P波は認められるがQRSが脱落していないか	164
11	P波，QRSが早期に出現していないか	172
12-1	QRS幅が正常で規則正しい頻脈（100/分 ≦ 心拍数）	180
12-2	QRS幅が正常で不規則な頻脈（100/分 ≦ 心拍数）	192
12-3	QRS幅が広く規則正しい頻脈（100/分 ≦ 心拍数）	196
12-4	QRS幅が広く不規則な頻脈（100/分 ≦ 心拍数）	202
13-1	P波が認められる徐脈（心拍数 < 60/分）	210
13-2	P波が認められない徐脈（心拍数 < 60/分）	214

各 論

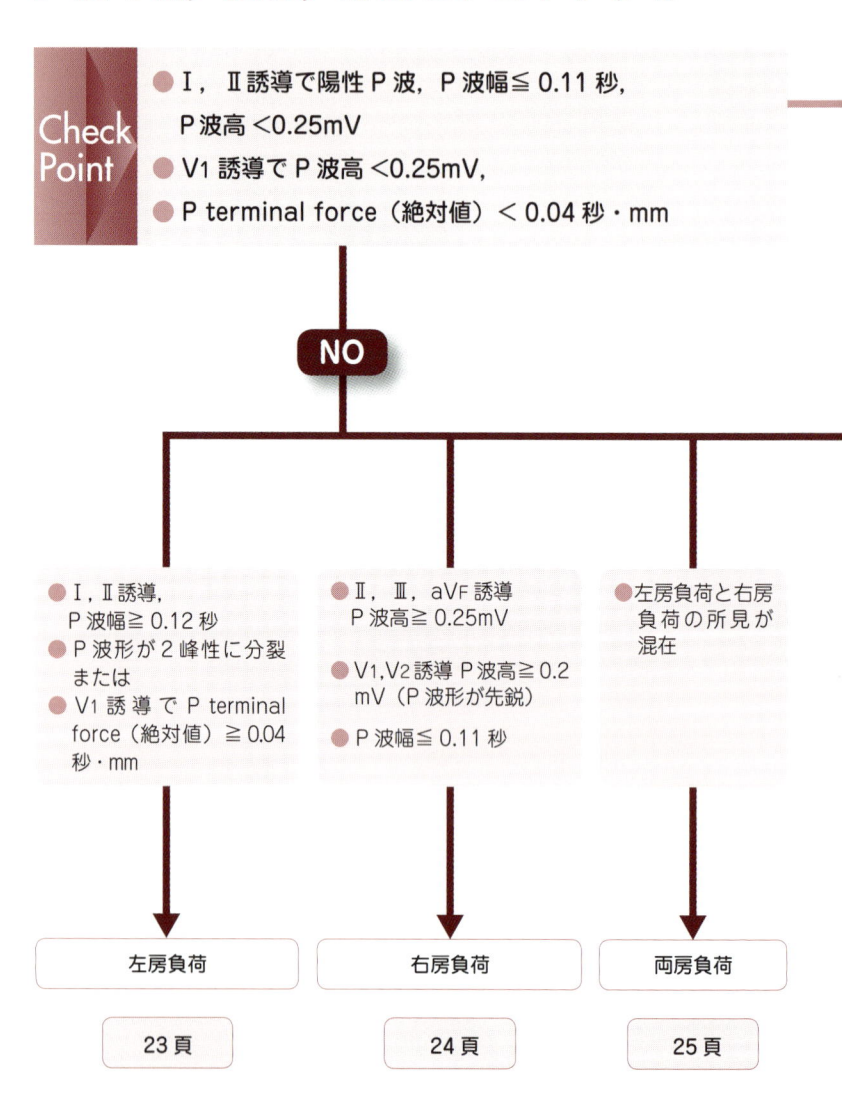

1：P波の異常

P波の幅，高さ，形態をチェックする

Check Point
- Ⅰ，Ⅱ誘導で陽性P波，P波幅≦0.11秒，P波高＜0.25mV
- V1誘導でP波高＜0.25mV，
- P terminal force（絶対値）＜0.04秒・mm

↓ **NO**

- Ⅰ，Ⅱ誘導，P波幅≧0.12秒
- P波形が2峰性に分裂
  または
- V1誘導でP terminal force（絶対値）≧0.04秒・mm

→ **左房負荷** （23頁）

- Ⅱ，Ⅲ，aVF誘導 P波高≧0.25mV
- V1,V2誘導 P波高≧0.2mV（P波形が先鋭）
- P波幅≦0.11秒

→ **右房負荷** （24頁）

- 左房負荷と右房負荷の所見が混在

→ **両房負荷** （25頁）

正常 P 波

- P 波は右房成分と左房成分の和である.
- Ⅰ, Ⅱ, aVF 誘導で陽性, aVR 誘導で陰性, V1 誘導で 2 相性または陰性, V2 〜 V6 誘導で陽性を示す.
- P 波幅は 0.11 秒以下, P 波高は 0.25 mV 未満である.
- V1 誘導での P terminal force (絶対値) は 0.04 秒・mm 未満である.

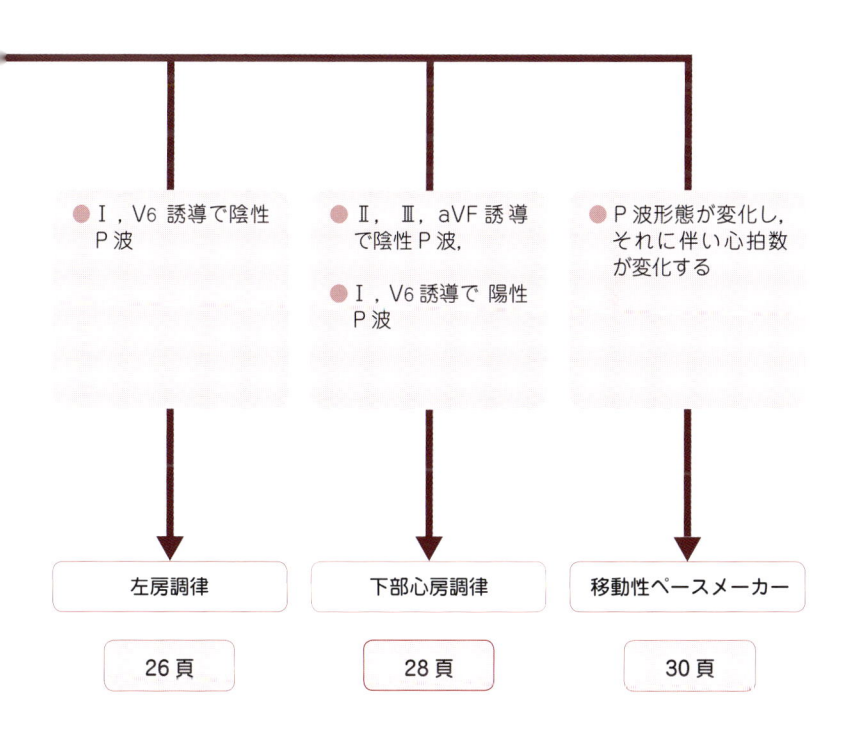

YES →

- Ⅰ, V6 誘導で陰性 P 波

→ 左房調律 — 26 頁

- Ⅱ, Ⅲ, aVF 誘導で陰性 P 波,
- Ⅰ, V6 誘導で陽性 P 波

→ 下部心房調律 — 28 頁

- P 波形態が変化し, それに伴い心拍数が変化する

→ 移動性ペースメーカー — 30 頁

P波の異常

> **checkpoint**
> - ☑ P波の異常：P波の幅，高さ，形態をチェックする
>   正常P波
> - ☑ P波は右房成分と左房成分の和である．
> - ☑ Ⅰ，Ⅱ，aVFで陽性，aVRで陰性，V₁で2相性または陰性，V₂〜V₆で陽性．
> - ☑ P波幅は0.11秒以下，P波高は0.25mV未満である．
> - ☑ V₁でのP terminal force（絶対値）は，0.04sec・mm未満である．

左房負荷

判読のポイント

- 左房負荷では，左房拡大によりP波の左房成分が延長する．
- I，II誘導でP波幅が0.12秒以上[1]に増加する．
- P波形が2峰性に分裂を示す．
- V1誘導でP波の陰性部分の幅，振幅が増し，P terminal force（絶対値）が0.04秒・mm以上[2]に増加する．

■どんな疾患でみられる？

- 左房負荷は僧帽弁疾患，高血圧性心疾患，虚血性心疾患，心筋症，左心不全など，左房に負荷のかかる場合にみられる．

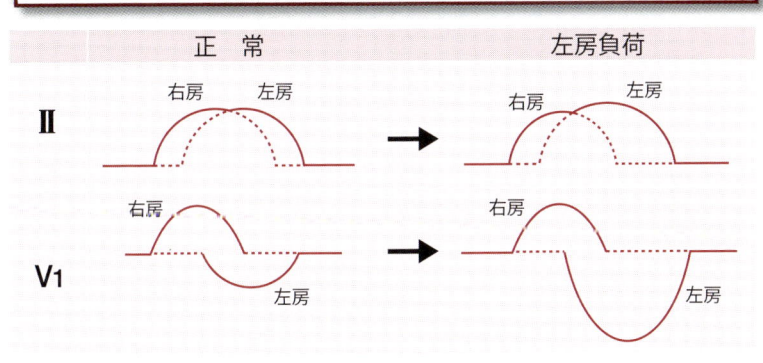

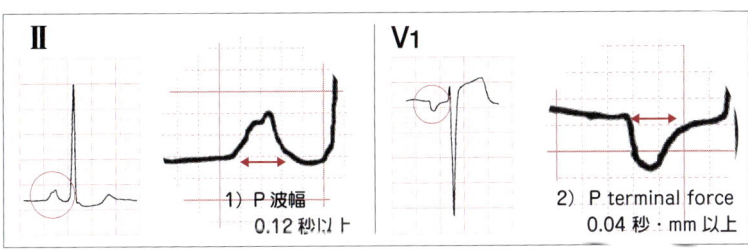

	正 常	左房負荷
II	右房　左房	右房　左房
V1	右房／左房	右房／左房

II
1) P波幅 0.12秒以上

V1
2) P terminal force 0.04秒・mm以上

各論 1：P波の異常

右房負荷

判読のポイント

- 右房負荷では，右房の拡大により P 波右房成分が増高[1]する．
- Ⅱ，Ⅲ，aVF 誘導で P 波高が 0.25 mV 以上に増加する．
- V1, V2 誘導で P 波高が 0.2 mV 以上に増加し，P 波形が先鋭化[2]する．
- 右房成分の幅も延長するが，右房の興奮終了は左房より早いため，P 波幅は正常（P 波幅 0.11 秒以下）である．

■どんな疾患でみられる？

- 右房負荷は，心房中隔欠損症，肺動脈弁狭窄症，三尖弁疾患，肺血栓塞栓症，肺高血圧症，右心不全など，右房に負荷のかかる場合にみられる．

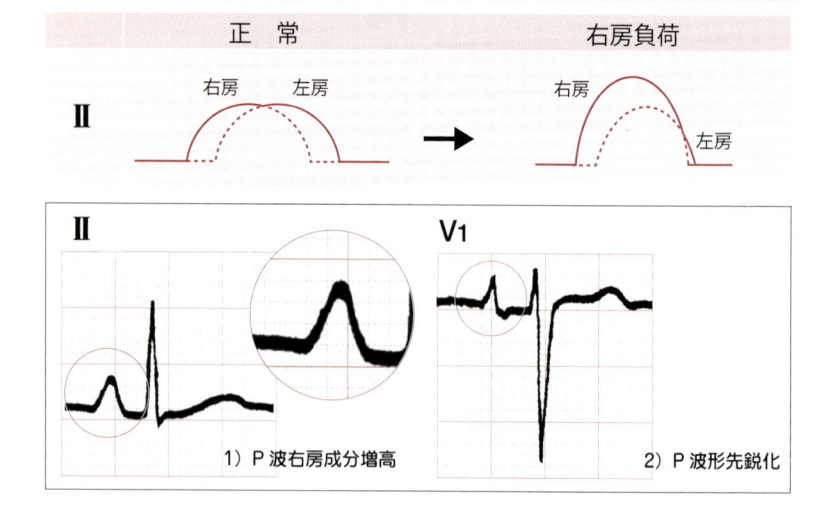

	正　常	右房負荷
Ⅱ	右房　左房	右房　　　左房

Ⅱ　　　　　　　　　　　　　　V1

1) P 波右房成分増高　　　　2) P 波形先鋭化

両房負荷

判読のポイント

- 左房負荷と右房負荷の両方の所見が混在する.
- V_1 誘導で P 波の陽性部分が増高, 先鋭化する. また, 二相性 P 波を示し, P terminal force も増加する.
- Ⅱ, Ⅲ, aVF 誘導で P 波高が増加する

■ 2 相性 P 波

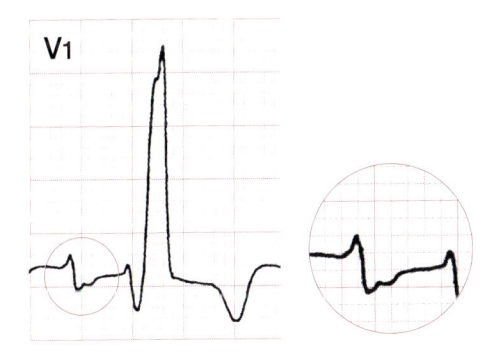

■ P 波高が増高

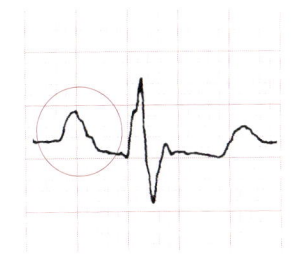

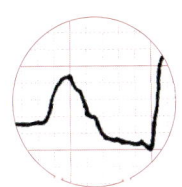

各 論 1：P波の異常

左房調律

判読のポイント

- 左房に調律の生成部位（異所性調律）がある．
- V6 誘導で陰性 P 波を示し，Ⅰ，V5 誘導でも陰性 P 波のことが多い．
- PP 間隔は一定である

■異所性調律
- 洞結節以外の部位が調律の生成部位になっている場合を異所性調律と呼ぶ．

■陰性 P 波，PP 間隔は一定

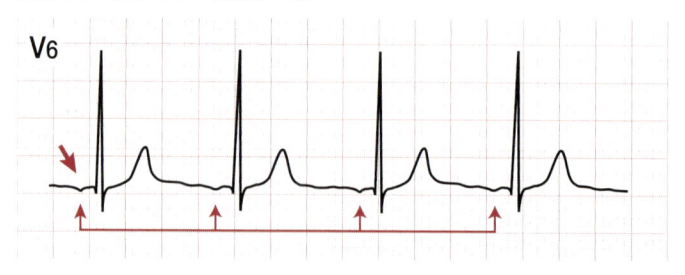

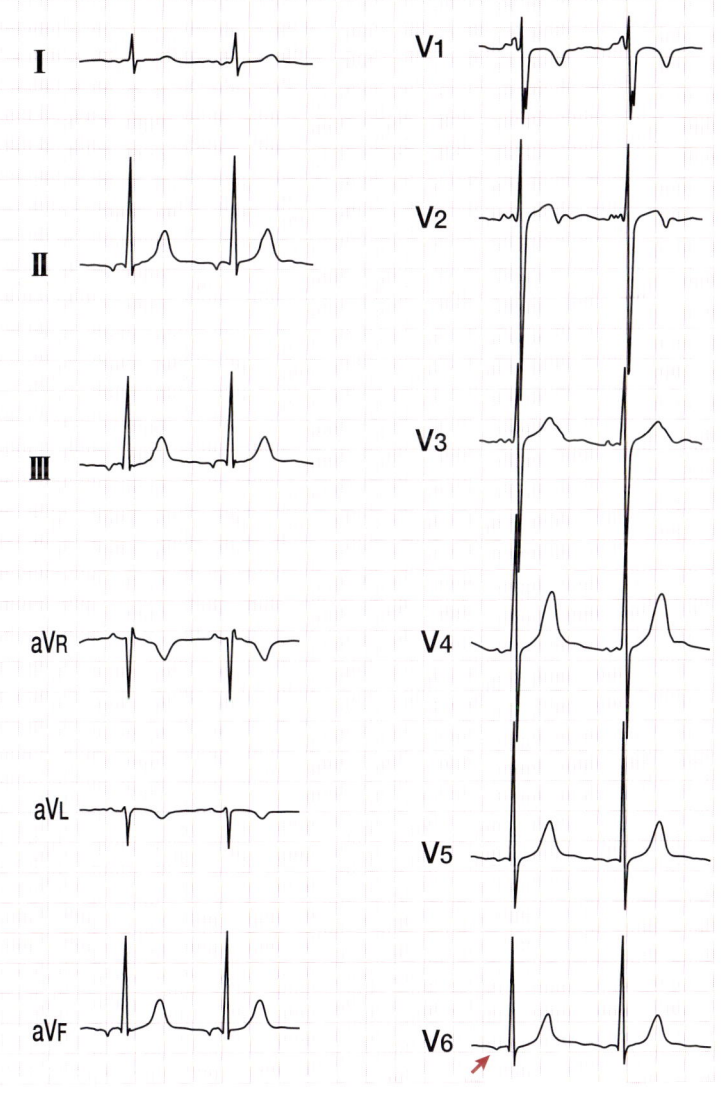

I	V1
II	V2
III	V3
aVR	V4
aVL	V5
aVF	V6

10 mm/mV 25 mm/s

各論 1：P波の異常

下部心房調律

判読のポイント

- 調律の生成部位（異所性調律）が冠静脈洞開口部付近にある．
- Ⅱ，Ⅲ，aVF誘導で陰性P波，Ⅰ，V6誘導で陽性P波を示す．
- PP間隔は一定である

■ 陰性P波

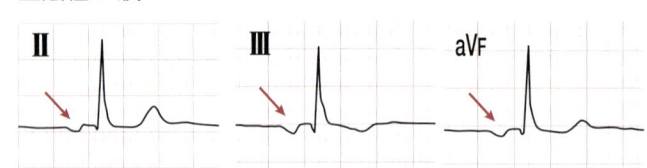

■ 陽性P波

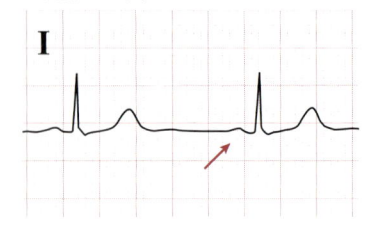

■ PP間隔は一定

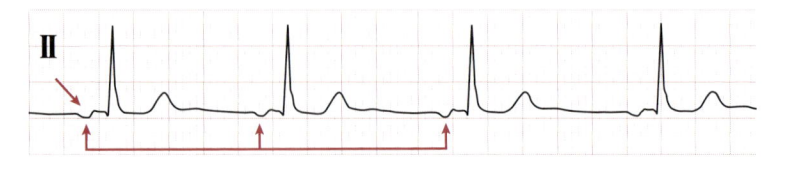

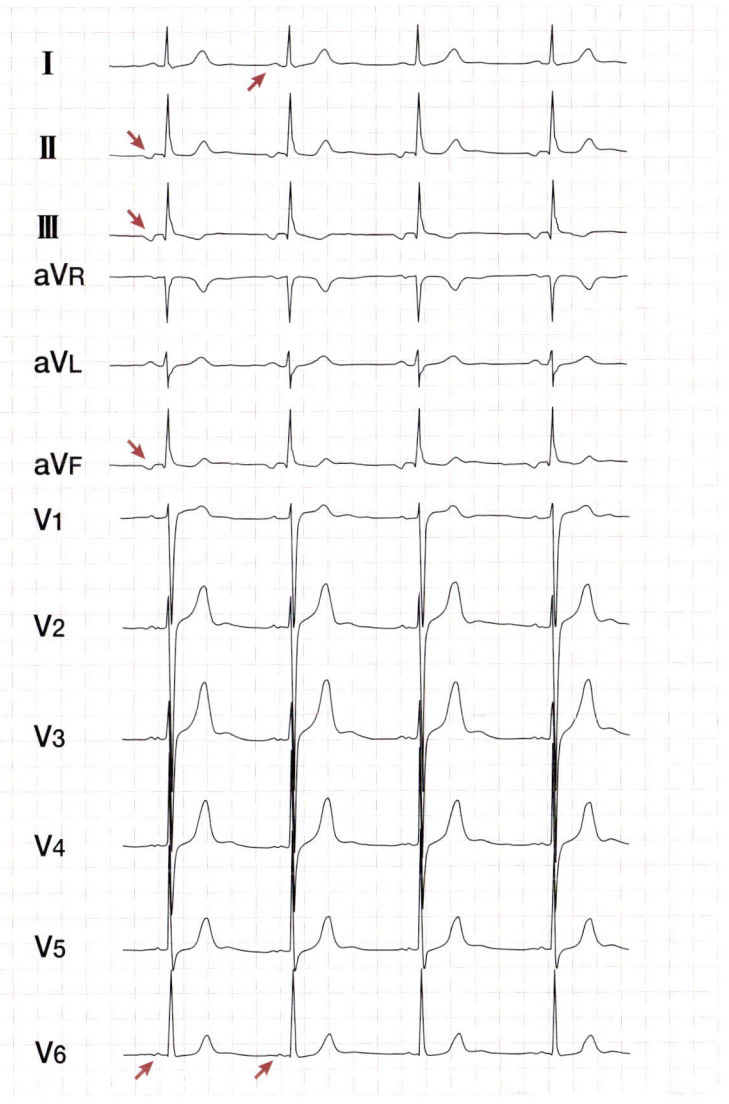

10 mm/mV 25 mm/s

各論 ❶：P波の異常

移動性ペースメーカー

判読のポイント

- 調律の発生部位が，洞結節（P）と他の心房部位（P'）とが入れ替わる現象である．
- 調律の発生部位が変化するとP波の形態が変化し，それに伴い心拍数も変化する

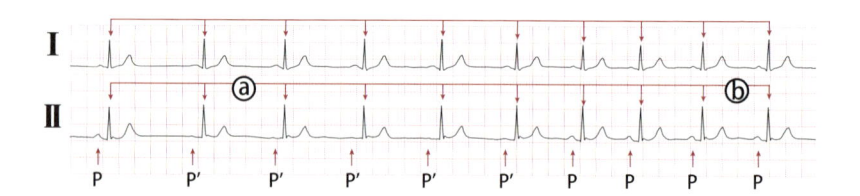

Ⅰ
Ⅱ
ⓐ　　　　　　　　　　　　　　　　　　　　ⓑ
P　P'　P'　P'　P'　P'　P　P　P

■心拍数の変化

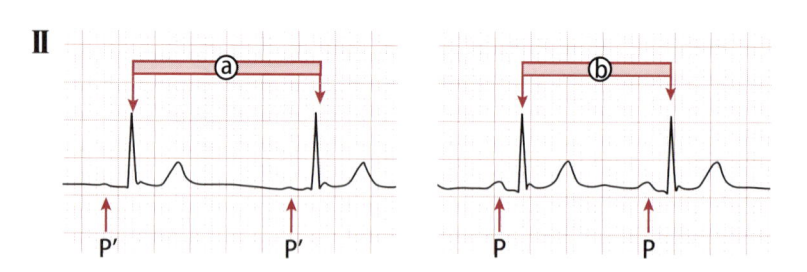

Ⅱ

ⓐ　　　　　　　　　　　　ⓑ

P'　P'　　　　　　　　　P　P

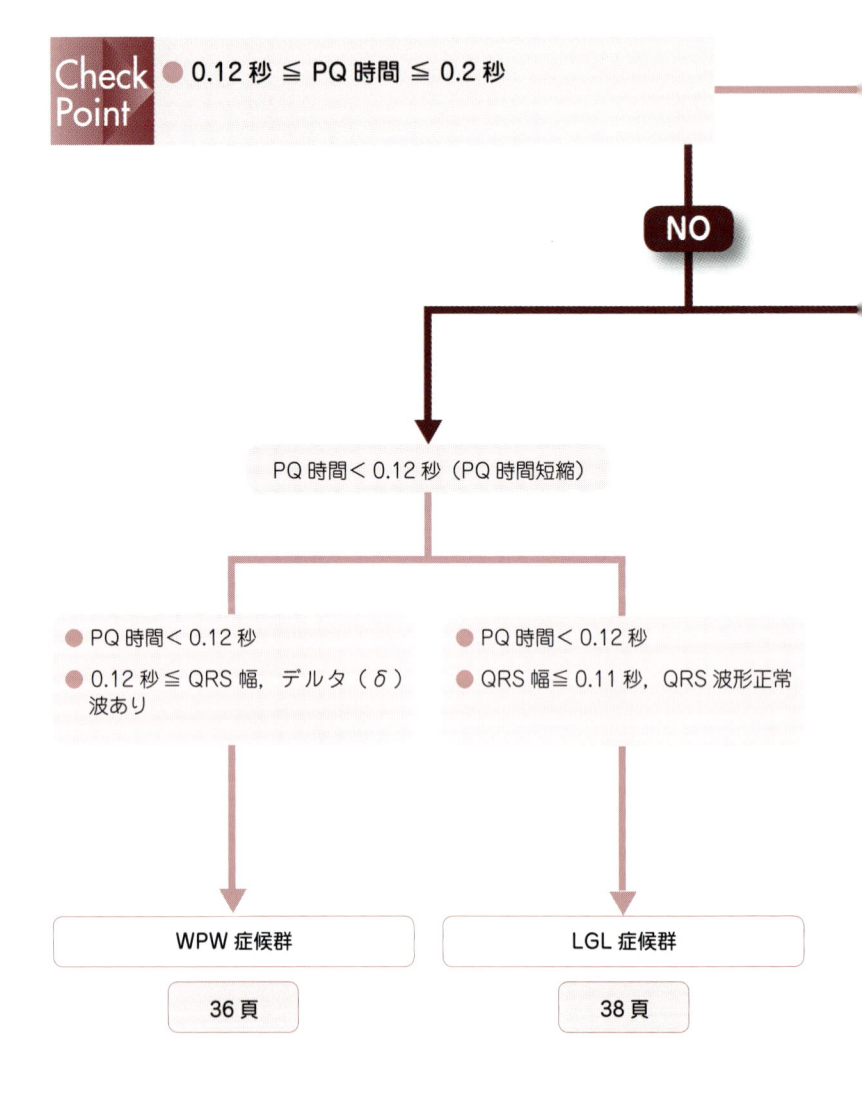

2: PQ 時間の異常

PQ 時間をチェックする

Check Point ● 0.12 秒 ≦ PQ 時間 ≦ 0.2 秒

NO

PQ 時間 < 0.12 秒（PQ 時間短縮）

- PQ 時間 < 0.12 秒
- 0.12 秒 ≦ QRS 幅，デルタ（δ）波あり

→ WPW 症候群

36 頁

- PQ 時間 < 0.12 秒
- QRS 幅 ≦ 0.11 秒，QRS 波形正常

→ LGL 症候群

38 頁

YES →

正常な QP 時間
- 正常な PQ 時間は, 0.12 秒 ≦ PQ 時間 ≦ 0.20 秒である

0.2 秒 < PQ 時間 (PQ 時間延長)

- 0.2 秒 < PQ 時間
- 1:1 で P 波に QRS が続く

Ⅰ度房室ブロック

35 頁

各　論 2 : PQ時間の異常

PQ時間の延長
I度房室ブロック

checkpoint
- ☑ 正常なPQ時間は，0.12秒≦PQ時間≦0.20秒である．
- ☑ PQ時間の延長：0.20秒＜PQ時間の場合であり，房室伝導時間の延長を示す．

判読のポイント

- PQ時間の延長を認める（0.24秒）．
- 1：1でP波にQRSが続き，QRSの脱落がない．

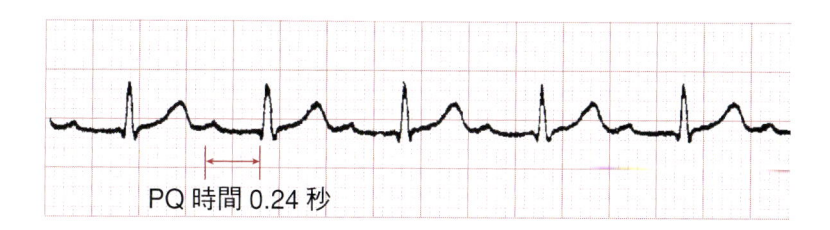

PQ時間 0.24秒

各論 2：PQ 時間の異常（PQ 時間の短縮）

PQ 時間の短縮
Wolff-Parkinson-White (WPW) 症候群

checkpoint
- ☑ PQ 時間の短縮：PQ 時間 < 0.12 秒の場合が，PQ 時間短縮である．

判読のポイント

- PQ 時間短縮があり，デルタ（δ）波と QRS 幅の延長（0.12 秒 ≦ QRS 幅）を認める．
- WPW 症候群では心房と心室を連絡する副伝導路（Kent 束）を通り，刺激が正常の房室伝導経路より早く伝わる．

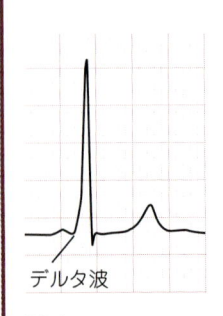

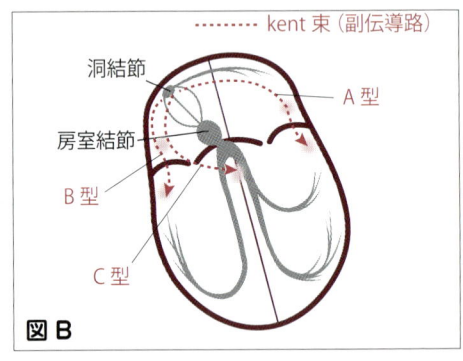

図A：デルタ波

図B：kent 束（副伝導路），洞結節，房室結節，A 型，B 型，C 型

- 副伝導路付着部位の心室が早期に興奮するため，PQ 時間の短縮，デルタ（δ）波，QRS 幅の延長が生じる（**図 A**）．
- 副伝導路の部位により心電図波形が異なり，A 型（副伝導路が左側），B 型（副伝導路が右側），C 型（副伝導路が右側中隔）に分類される（**図 B**）．

- WPW症候群では，副伝導路（Kent束）と正常の房室伝導経路のふたつの房室間経路を回旋する発作性上室頻拍（房室回帰頻拍）を起こすことがある．

WPW症候群（A型）（図C）
- PQ時間短縮（0.11秒），デルタ（δ）波をQRS初期成分に認め，QRS幅延長（0.16秒）を示す．
- V1誘導でRsパターンを示し，副伝導路は左側にあると推定される．

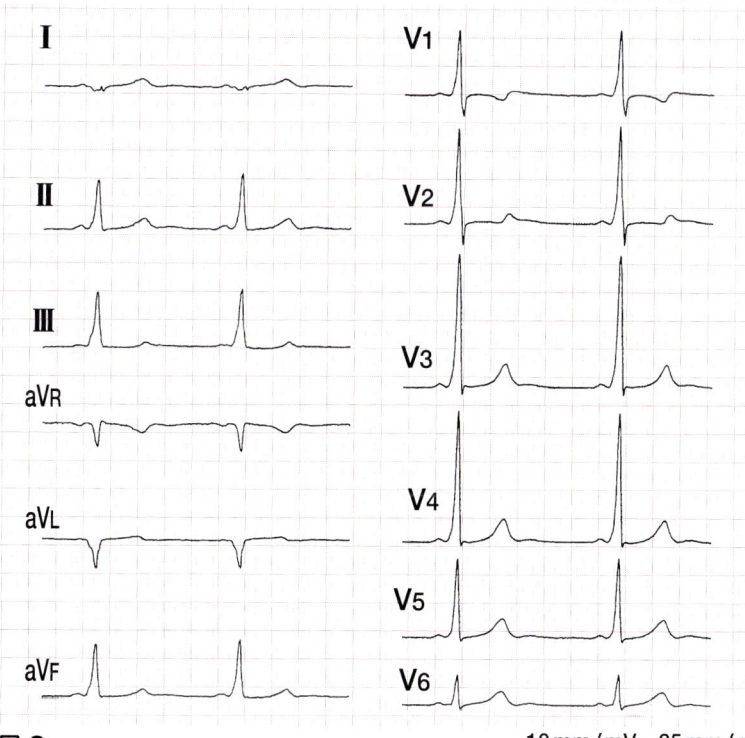

図C　　　　　　　　　　　　　　　　　　　　10mm/mV　25mm/s

各論 2：PQ時間の異常（PQ時間の短縮）

PQ時間の短縮
Lown-Ganong-Levine(LGL) 症候群

checkpoint
☑ PQ時間の短縮：PQ時間＜0.12秒の場合が，PQ時間短縮である．

判読のポイント

- 副伝導路（James線維）が心房とヒス束以下の刺激伝導系の間にあり，PQ時間は短縮（PQ時間＜0.12秒）する．
- ヒス束以下の興奮様式には影響を及ぼさないため，QRS幅は正常（QRS幅 ≦ 0.11秒）であり，デルタ（δ）波も認めない．

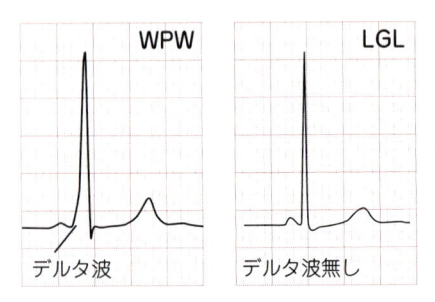

WPW	LGL
デルタ波	デルタ波無し

- LGL症候群では副伝導路を介する発作性上室頻拍を起こすことがある．

■ James線維

洞結節から出て，房室結節の大部分をバイパスして下方で正常刺激伝導系と連結する線維．リエントリー回路の一部を形成する場合がある．

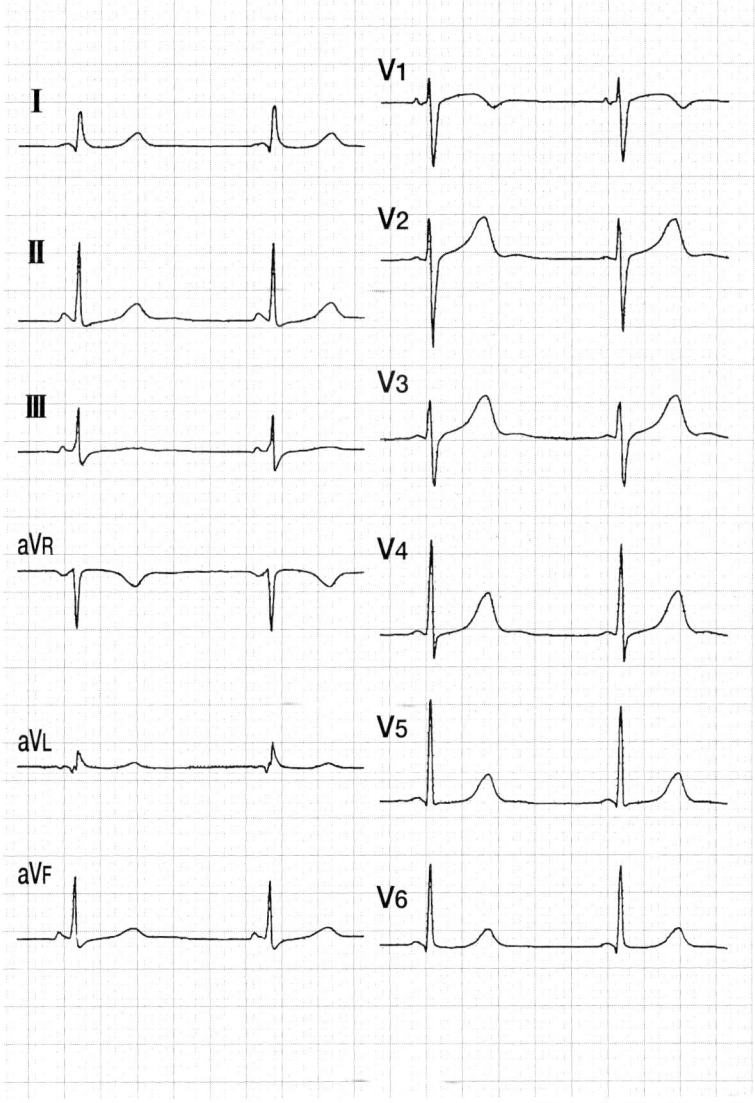

I	V1
II	V2
III	V3
aVR	V4
aVL	V5
aVF	V6

10 mm/mV   25 mm/s

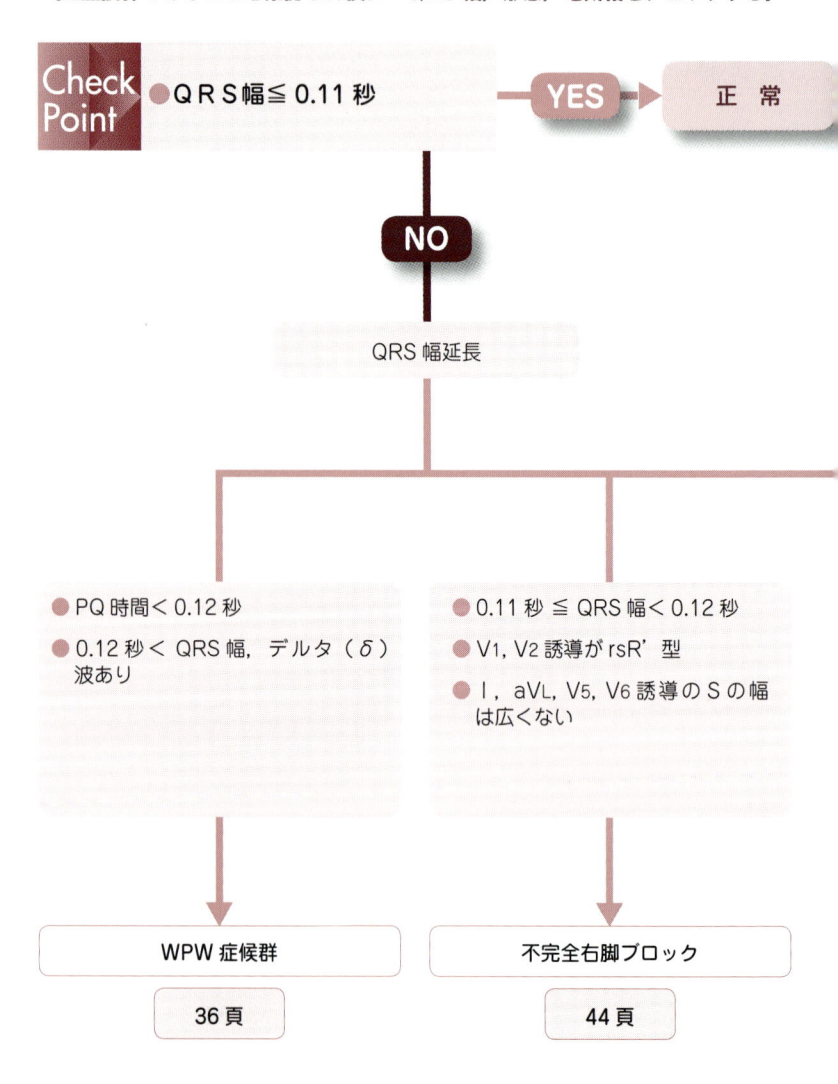

3-1：QRS の異常

QRS 幅の延長
（上室調律であることを確認した後に　QRS 幅，形態，電気軸をチェックする）

Check Point
- QRS幅 ≦ 0.11 秒

YES → 正常

NO → QRS 幅延長

- PQ 時間 < 0.12 秒
- 0.12 秒 < QRS 幅，デルタ（δ）波あり

→ WPW 症候群

36 頁

- 0.11 秒 ≦ QRS 幅 < 0.12 秒
- V1, V2 誘導が rsR' 型
- I, aVL, V5, V6 誘導の S の幅は広くない

→ 不完全右脚ブロック

44 頁

memo
- 上室調律について
  上室起源（通常は心房）の調律

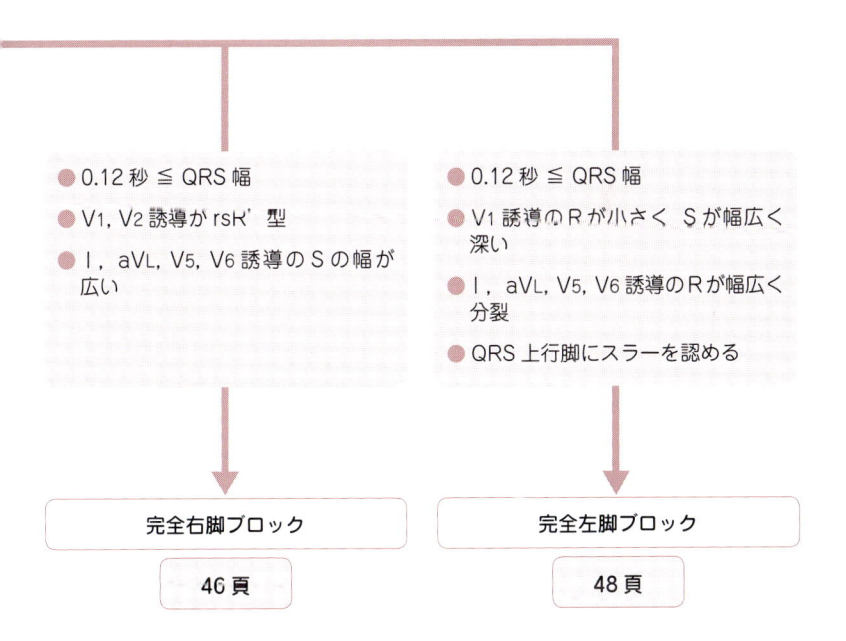

- 0.12秒 ≦ QRS幅
- V1, V2 誘導が rsR' 型
- I, aVL, V5, V6 誘導の S の幅が広い

↓

完全右脚ブロック

46頁

- 0.12秒 ≦ QRS幅
- V1 誘導の R が小さく S が幅広く深い
- I, aVL, V5, V6 誘導の R が幅広く分裂
- QRS 上行脚にスラーを認める

↓

完全左脚ブロック

48頁

各 論 3-1：QRS の異常（QRS 幅の延長）

脚ブロック

checkpoint
- ☑ 上室調律であることを確認した後に QRS 幅，形態，電気軸をチェックする．
- ☑ QRS 幅は心室内伝導時間を表す
- ☑ 正常では QRS 幅 ≦ 0.11 秒である
- ☑ QRS 幅の延長：WPW 症候群での副伝導路（Kent 束）による心室早期興奮，心室内刺激伝導障害，心室起源の不整脈において QRS 幅の延長を認める．WPW 症候群 （図 24 ～ 26 参照）

脚ブロックの種類

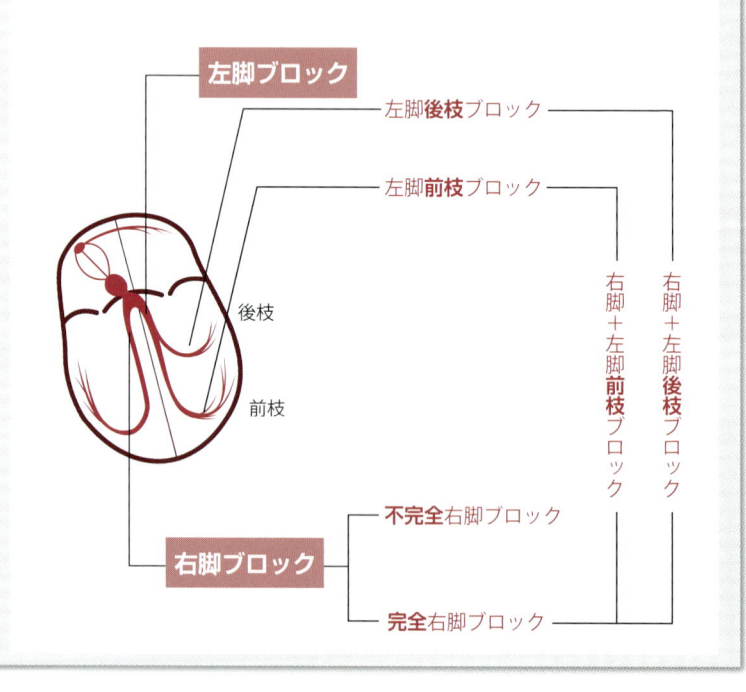

- 左脚ブロック
  - 左脚後枝ブロック
  - 左脚前枝ブロック
- 右脚ブロック
  - 不完全右脚ブロック
  - 完全右脚ブロック
- 右脚＋左脚前枝ブロック
- 右脚＋左脚後枝ブロック

各 論 3-1：QRS の異常（QRS 幅の延長）

右脚ブロック

checkpoint
- ☑ 上室調律であることを確認した後に QRS 幅，形態，電気軸をチェックする．
- ☑ QRS 幅は心室内伝導時間を表す
- ☑ 正常では QRS 幅≦ 0.11 秒である

判読のポイント

- 右脚の伝導遅延により右室，心室中隔右室側の興奮が遅れる．

■どんな疾患でみられる？

- 不完全右脚ブロック，完全右脚ブロックは，基礎心疾患のない場合でも認められる．
- 不完全右脚ブロックは，心房中隔欠損症，肺血栓塞栓症などで認める．
- 右脚ブロックは，虚血性心疾患，高血圧性心疾患，Ebstain 奇形，肺性心などで認める．

各論 3-1：QRS の異常（QRS 幅の延長）

不完全右脚ブロック

checkpoint
- ☑ 上室調律であることを確認した後に QRS 幅, 形態, 電気軸をチェックする.
- ☑ QRS 幅は心室内伝導時間を表す
- ☑ 正常では QRS 幅 ≦ 0.11 秒である

判読のポイント

- 0.11 秒 ≦ QRS 幅 < 0.12 秒
- V1, V2 誘導が rsr' または rsR' 型を示す.
- I, aVL, V5, V6 誘導の S の幅は広くない

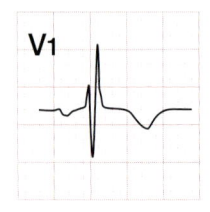

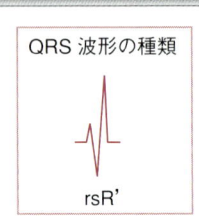

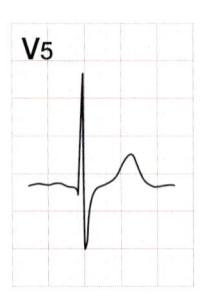

V1

V5

QRS 波形の種類

rsR'

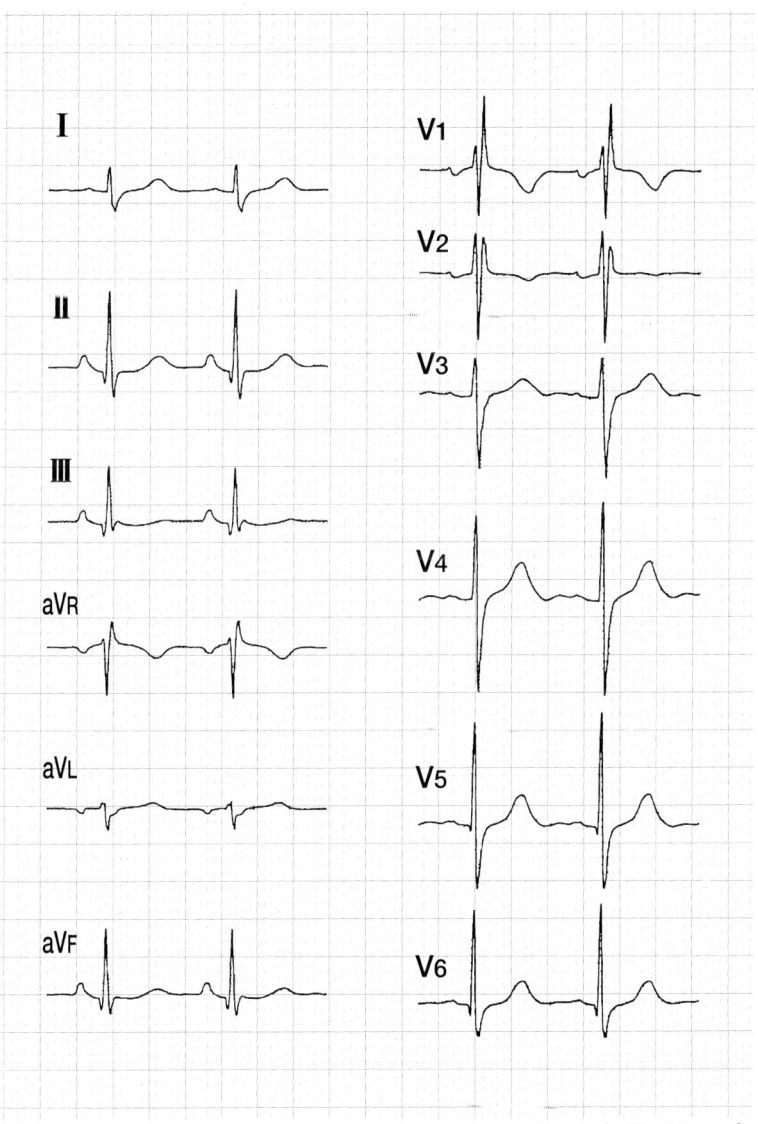

10mm/mV 25mm/s

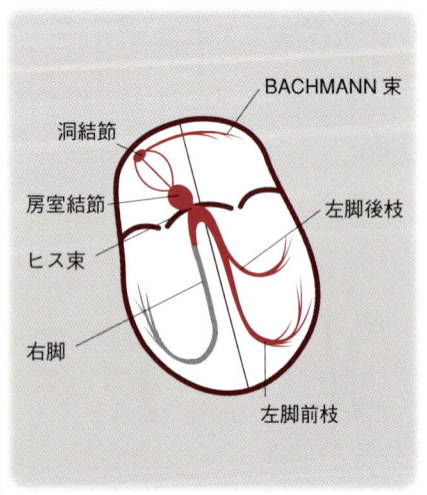

各論3-1：QRSの異常（QRS幅の延長）

完全右脚ブロック

checkpoint
- ☑ 上室調律であることを確認した後にQRS幅，形態，電気軸をチェックする．
- ☑ QRS幅は心室内伝導時間を表す
- ☑ 正常ではQRS幅≦0.11秒である

判読のポイント

- 0.12秒 ≦ QRS幅で心室内伝導時間が延長する．
- V1, V2誘導がrsR'またはRsR'型を示す．
- I，aVL, V5, V6誘導のSの幅が広い
- 心室内伝導障害に伴う心室再分極の変化による二次性のST-T変化として，V1, V2誘導にST下降，陰性T波を認める場合がある．

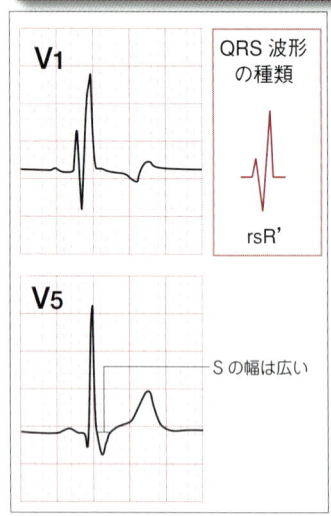

V1

QRS波形の種類

rsR'

V5

Sの幅は広い

BACHMANN束
洞結節
房室結節
ヒス束
右脚
左脚後枝
左脚前枝

3-1

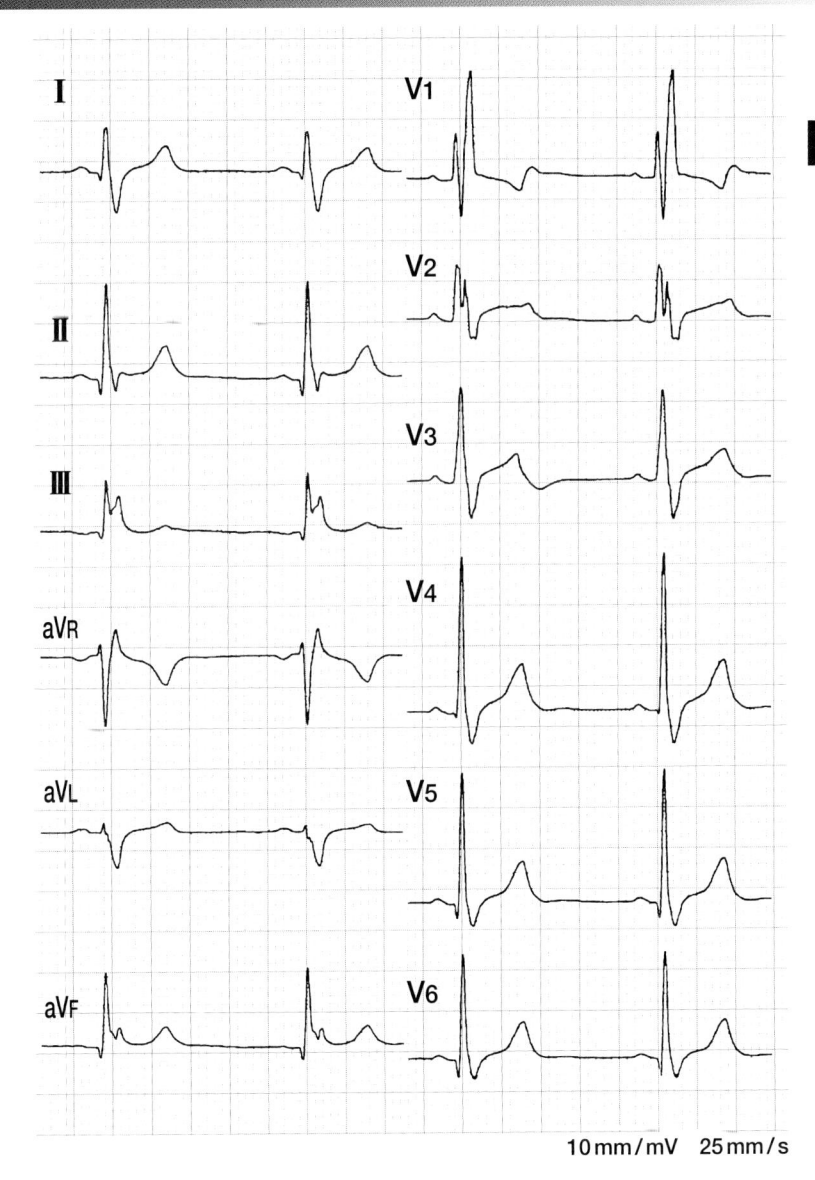

I II III aVR aVL aVF V1 V2 V3 V4 V5 V6

10 mm/mV   25 mm/s

各論 3-1：QRS の異常（QRS 幅の延長）

左脚ブロック

checkpoint
- ☑ 上室調律であることを確認した後に QRS 幅，形態，電気軸をチェックする．
- ☑ QRS 幅は心室内伝導時間を表す
- ☑ 正常では QRS 幅 ≦ 0.11 秒である

判読のポイント

- 左脚の伝導障害により，左室の興奮が右室に対して遅れる．
- 左脚ブロックを認める例では，何らかの基礎心疾患を伴う場合が多い．（高血圧性心疾患，虚血性心疾患，心筋症，弁膜症など）
- 0.12 秒 ≦ QRS 幅が延長する．V1 誘導の R が小さく S が幅広く深い．
- I，aVL，V5，V6 誘導の R が幅広く，QRS 上行脚にスラーを認める．
- 心室内伝導障害に伴う心室再分極の変化による二次性の ST-T 変化として，I，aVL，V4〜V6 誘導に ST 下降，陰性 T 波を，また，V1，V2 誘導に ST 上昇を認める場合がある．

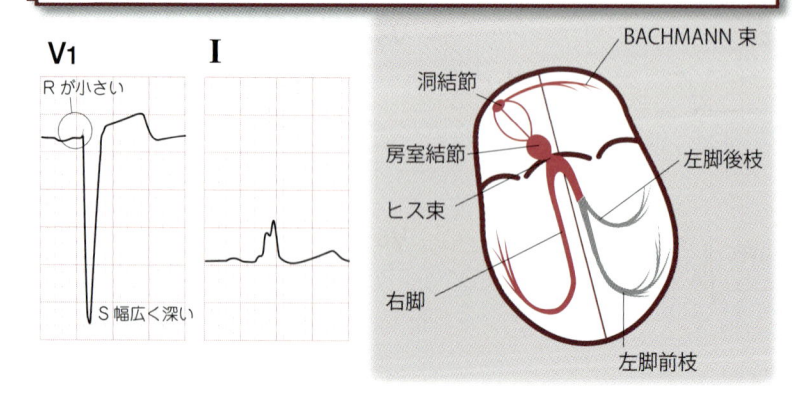

V1 — R が小さい／S 幅広く深い
I

BACHMANN 束
洞結節
房室結節
ヒス束
右脚
左脚後枝
左脚前枝

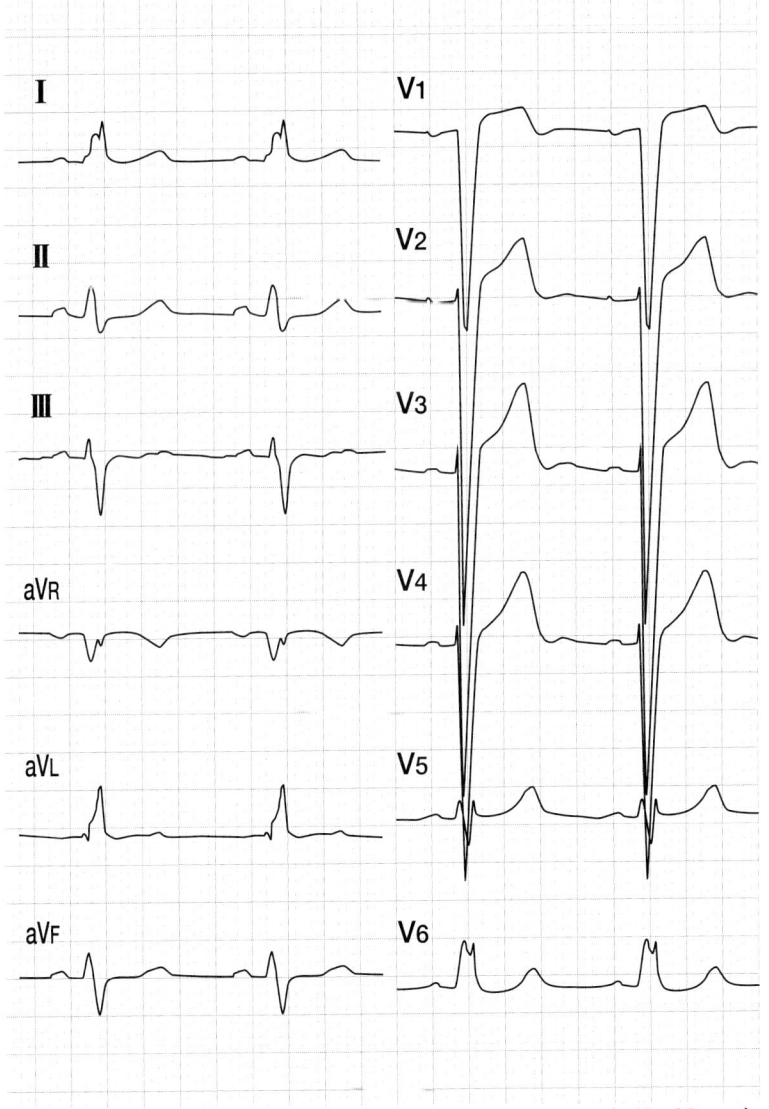

10 mm/mV 25 mm/s

各論 3-2：QRS の異常（QRS 幅の延長）

Wolff-Parkinson-White (WPW) 症候群

判読のポイント

- PQ 時間短縮（< 0.12 秒）があり，デルタ（δ）波と QRS 幅の延長（0.12 秒 ≦ QRS 幅）を認める．（P.36〜37 を参照）

3-2：QRS の異常

種々の脚ブロック
(上室調律であることを確認した後に QRS 幅，形態，電気軸をチェックする)

Check Point
- QRS 幅 ≦ 0.11 秒

→ **YES**

↓ **NO**

- QRS 幅延長

- 完全右脚ブロックの所見 → 完全右脚ブロック（46頁）
- 完全右脚ブロック＋左軸偏位 → 2枝ブロック（右脚＋左脚前枝）（60頁）
- 完全右脚ブロック＋右軸偏位 → 2枝ブロック（右脚＋左脚後枝）（62頁）

- ●左軸偏位（−45°〜−90°）
- ●Ⅰ, aVL 誘導が qR 型 → 左脚前枝ブロック　56 頁
- ●Ⅱ, Ⅲ, aVF 誘導が rS 型

3-2

- ●右軸偏位（+105°〜+180°）
- ●Ⅰ, aVL 誘導が rS 型 → 左脚後枝ブロック　58 頁
- ●Ⅱ, Ⅲ, aVF 誘導が qR 型

- ●2 枝ブロック＋Ⅰ度房室ブロック → 不完全 3 枝ブロック　64 頁
- ●完全左脚ブロックの所見 → 左脚ブロック　48 頁

各論 3-2：QRS の異常（種々の脚ブロック）

種々の脚ブロック

checkpoint
心室内伝導系のブロックは以下のごとく分類される．

- ☑ 右脚ブロック（不完全右脚ブロック，完全右脚ブロック）
    完全右脚ブロック（P.46 〜 47 参照）
    0.12 秒 QRS 幅と延長する．
    V1, V2 誘導が rsR' または RsR' 型を示す．
    I，aVL, V5, V6 誘導の S の幅が広い．
- ☑ 左脚前枝ブロック ｝「ヘミブロック」と呼ぶ
- ☑ 左脚後枝ブロック
- ☑ 2枝ブロック：完全房室ブロックへの移行に注意が必要である．
    右脚＋左脚前枝
    右脚＋左脚後枝
- ☑ 3枝ブロック
    右脚，左脚前枝および左脚後枝の3枝が障害された場合をいう．
    完全3枝ブロック：心電図所見は完全房室ブロックの所見を示す．
    不完全3枝ブロック：2枝ブロック＋Ⅰ度またはⅡ度房室ブロック，完全3枝ブロックへの移行する危険が高い．
- ☑ 左脚ブロック
    左脚ブロック　（P.48 〜 49 参照）
    ・0.12 秒 ≦ QRS 幅と延長する．
    ・V1 誘導の R が小さく S が幅広く深い．
    ・I, aVL, V5, V6 誘導のRが幅広く分裂, QRS上行脚にスラーを認める．

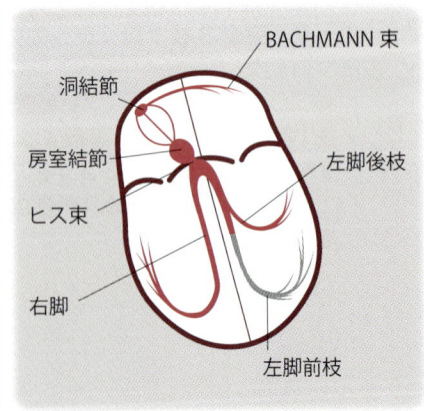

各論 3-2：QRSの異常（種々の脚ブロック）

左脚前枝ブロック

checkpoint
☑ 上室調律であることを確認した後にQRS幅，形態，電気軸をチェックする．

判読のポイント

- 左心室の一部の興奮が遅延するがQRS幅 ≦ 0.11秒で正常範囲である．
- 左軸偏位（- 45°〜- 90°）を示す．
- Ⅰ，aVL誘導がqR型，Ⅱ，Ⅲ，aVF誘導がrS型を示す．
- 左軸偏位をきたす他の原因（左室肥大，下壁心筋梗塞など）が除外できる．

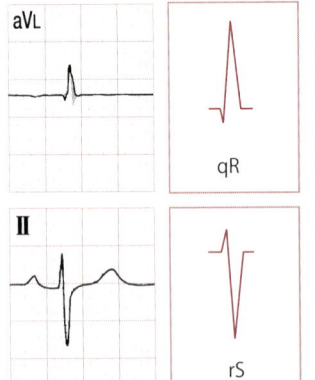

| I誘導　R−Q>0 |
| II誘導　R−S<0 |

I

II

III

aVR

aVL

aVF

V1

V2

V3

V4

V5

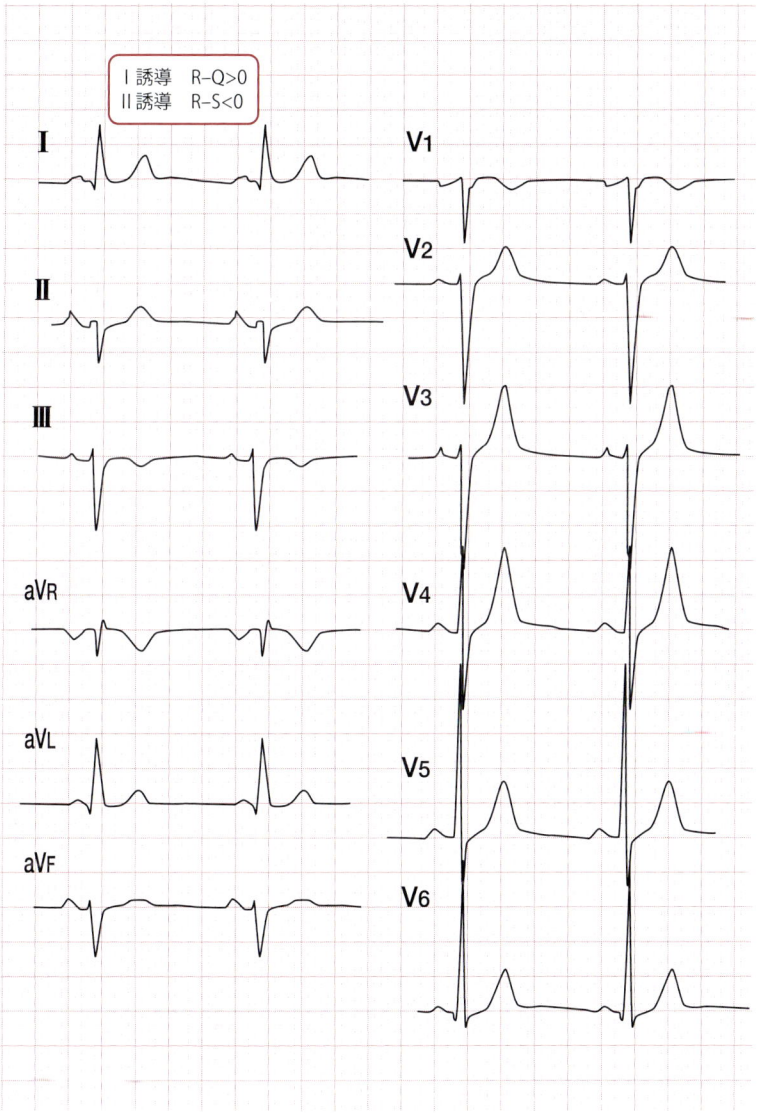

V6

10mm/mV　25mm/s

各論 3-2：QRSの異常（種々の脚ブロック）

左脚後枝ブロック

checkpoint
☑ 上室調律であることを確認した後にQRS幅，形態，電気軸をチェックする．

判読のポイント

- 左心室の一部の興奮が遅延するがQRS幅 ≦ 0.11秒で正常範囲である．
- 右軸偏位（+105°〜+180°）を示す．
- Ⅰ，aVL誘導がrS型，Ⅱ，Ⅲ，aVF誘導がqR型を示す．
- 右軸偏位をきたす他の原因（右室肥大，肺血栓塞栓症，前側壁心筋梗塞など）が除外できる．

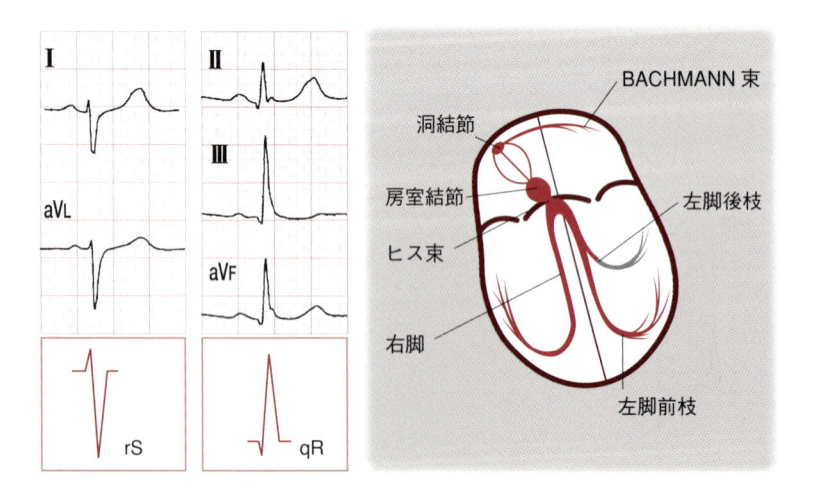

I	I誘導 R−S<0 aVF誘導 R−Q>0 右軸偏位	V1

I

II

III

aVR

aVL

aVF

V1

V2

V3

V4

V5

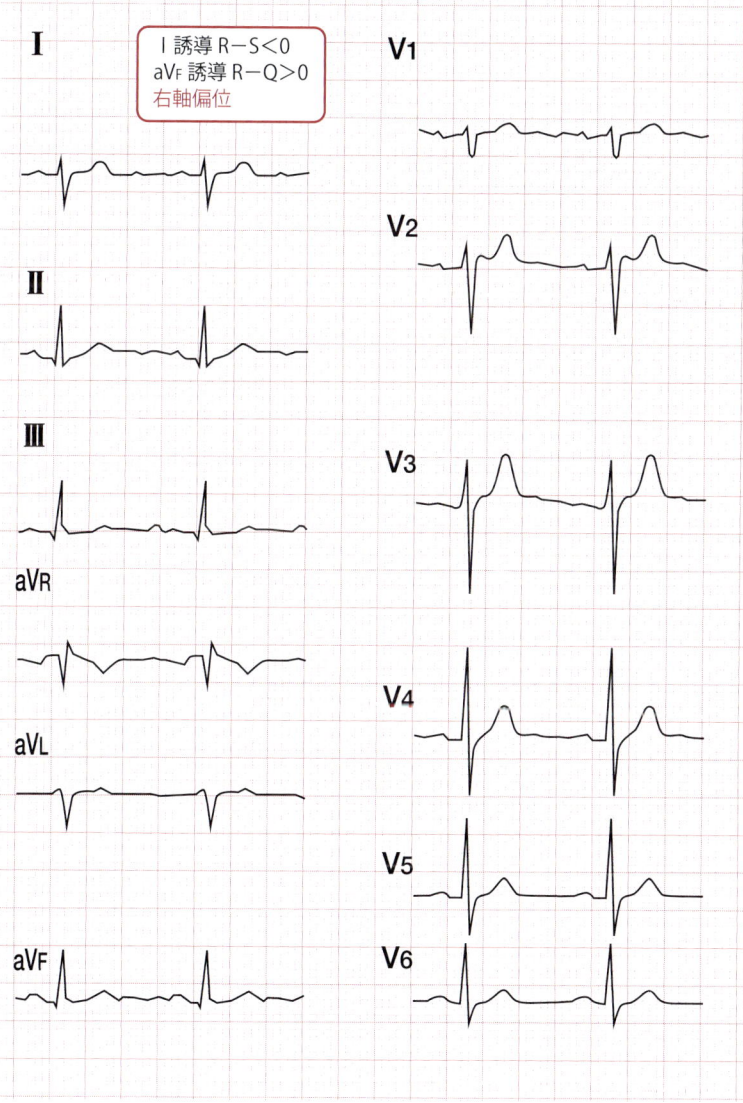

V6

3-2

10 mm/mV 25 mm/s

各論 3-2：QRSの異常（種々の脚ブロック）

2枝ブロック①
右脚 + 左脚前枝ブロック

checkpoint
☑ 上室調律であることを確認した後に QRS 幅，形態，電気軸をチェックする．

判読のポイント

- 完全右脚ブロックと左脚前枝ブロックの特徴を示す．
- 簡便には完全右脚ブロック + 左軸偏位が特徴である．
- 0.12 秒 ≦ QRS 幅の延長を示す．
- V1, V2 誘導が rsR' または RsR' 型を示し，I, aVL, V5, V6 誘導の S の幅が広い．
- 左軸偏位（- 45°〜 - 90°）を示す．
- 2枝ブロックの多くは，右脚＋左脚前枝ブロック

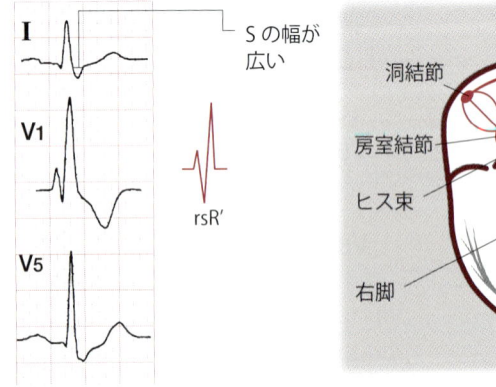

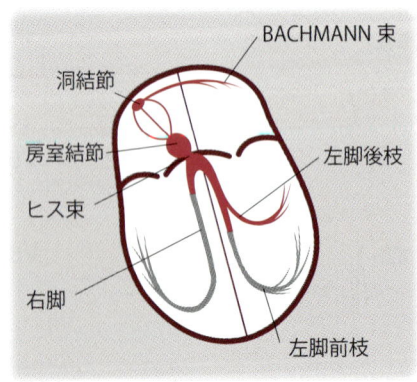

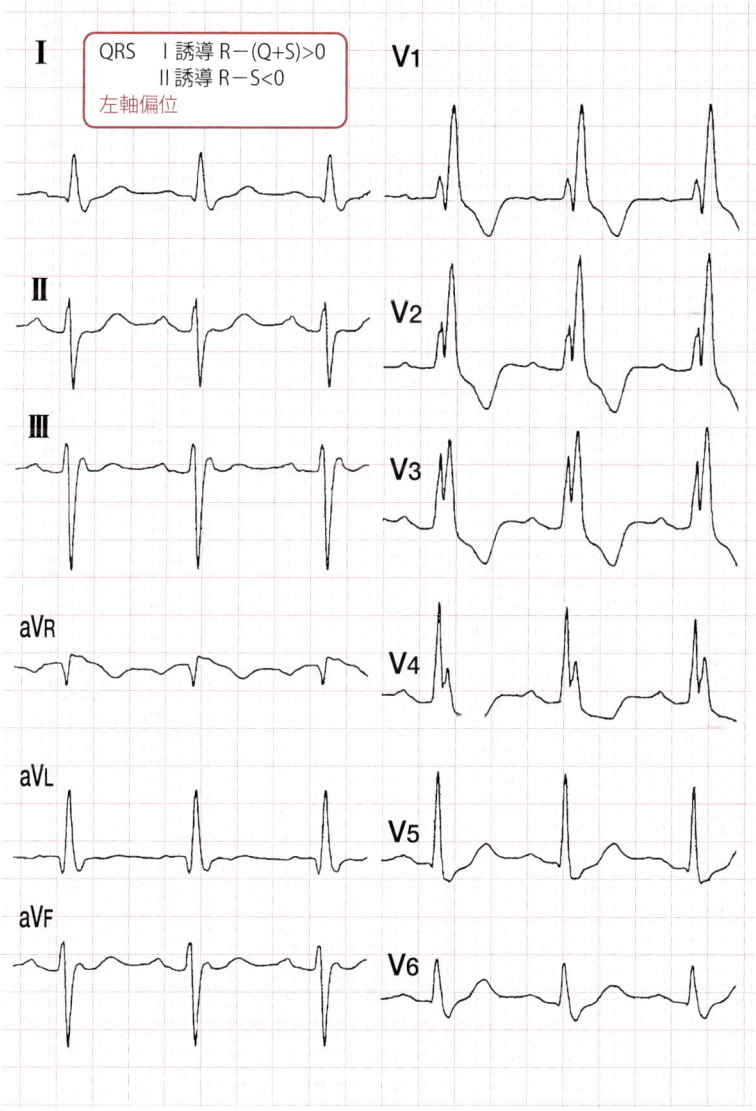

QRS	I誘導 R−(Q+S)>0
	II誘導 R−S<0
	左軸偏位

10 mm/mV　25 mm/s

各論 3-2：QRSの異常（種々の脚ブロック）

2枝ブロック②
右脚 + 左脚後枝ブロック

checkpoint
☑ 上室調律であることを確認した後にQRS幅，形態，電気軸をチェックする．

判読のポイント

- 完全右脚ブロックと左脚後枝ブロックの特徴を示す．
- 簡便には完全右脚ブロック + 右軸偏位が特徴である．
- 0.12秒 ≦ QRS幅の延長を示す．
- V1，V2誘導がrsR'またはRsR'型を示し，Ⅰ，aVL，V5，V6誘導のSの幅が広い．
- 右軸偏位（+105°～+180°）を示す．
- 右軸偏位をきたす他の原因（右室肥大，肺血栓塞栓症，前側壁心筋梗塞など）が除外できる．

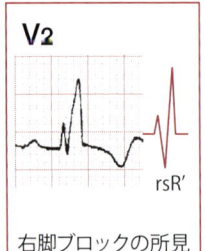

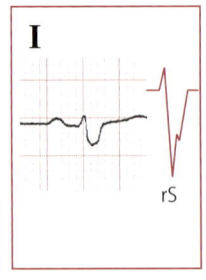

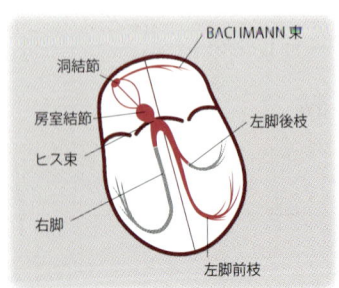

V2 rsR'
右脚ブロックの所見

Ⅰ rS

BACHMANN束
洞結節
房室結節
ヒス束
右脚
左脚後枝
左脚前枝

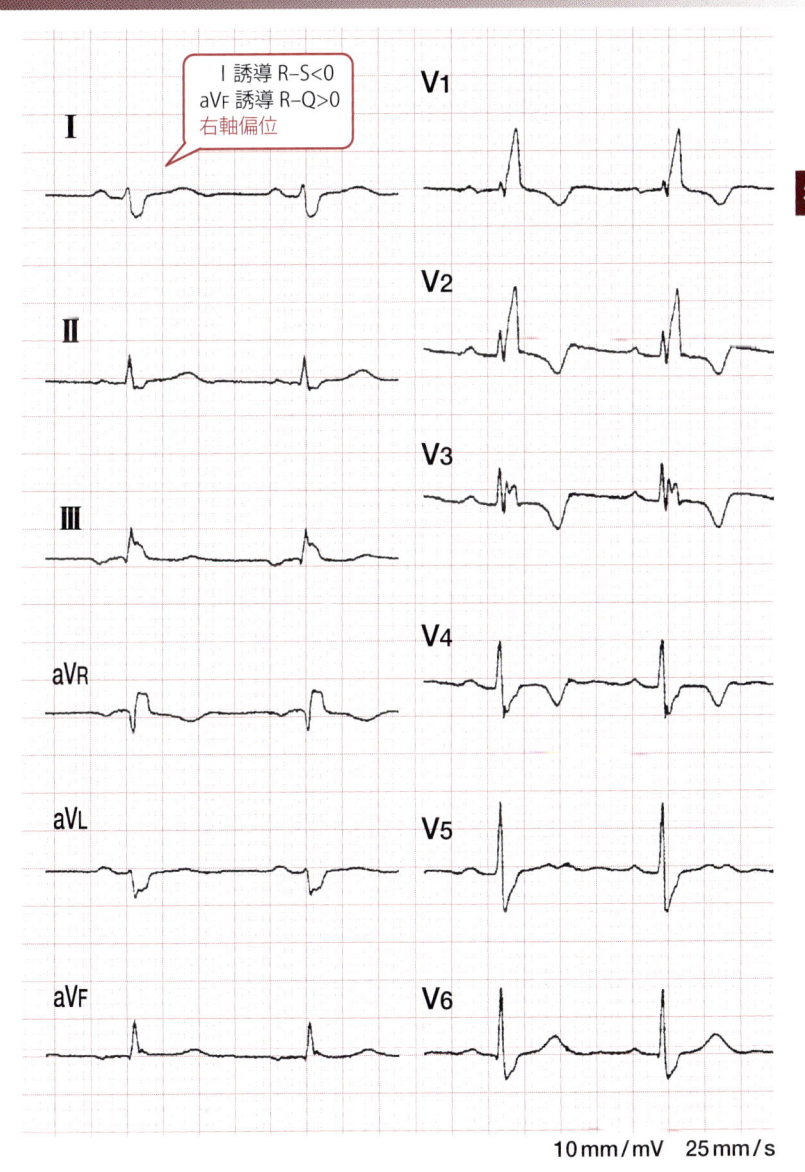

I	I 誘導 R−S<0 aVF 誘導 R−Q>0 **右軸偏位**

I

II

III

aVR

aVL

aVF

V1

V2

V3

V4

V5

V6

10 mm/mV   25 mm/s

各論 3-2：QRS の異常（種々の脚ブロック）

[3枝ブロック]
不完全3枝ブロック

checkpoint
☑ 上室調律であることを確認した後に QRS 幅，形態，電気軸を チェックする．

判読のポイント

- 2枝ブロックの特徴と I 度房室ブロックを示す．
- 右脚＋左脚前枝ブロックの特徴を示す．
- PQ 時間延長（I 度房室ブロック）を示す．
- 急性前壁中隔心筋梗塞の症例である（V1～V3 誘導にて ST 上昇が認められる）．

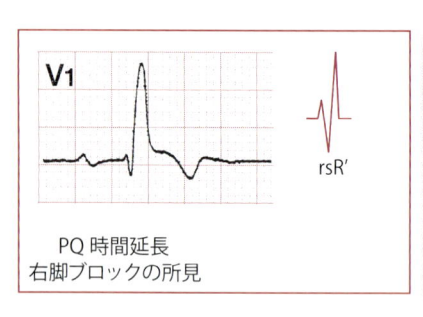

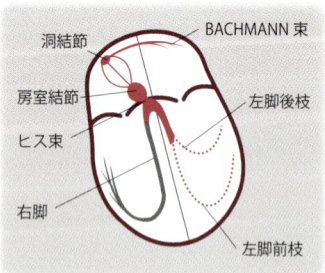

V1

rsR'

PQ 時間延長
右脚ブロックの所見

洞結節
房室結節
ヒス束
右脚
BACHMANN 束
左脚後枝
左脚前枝

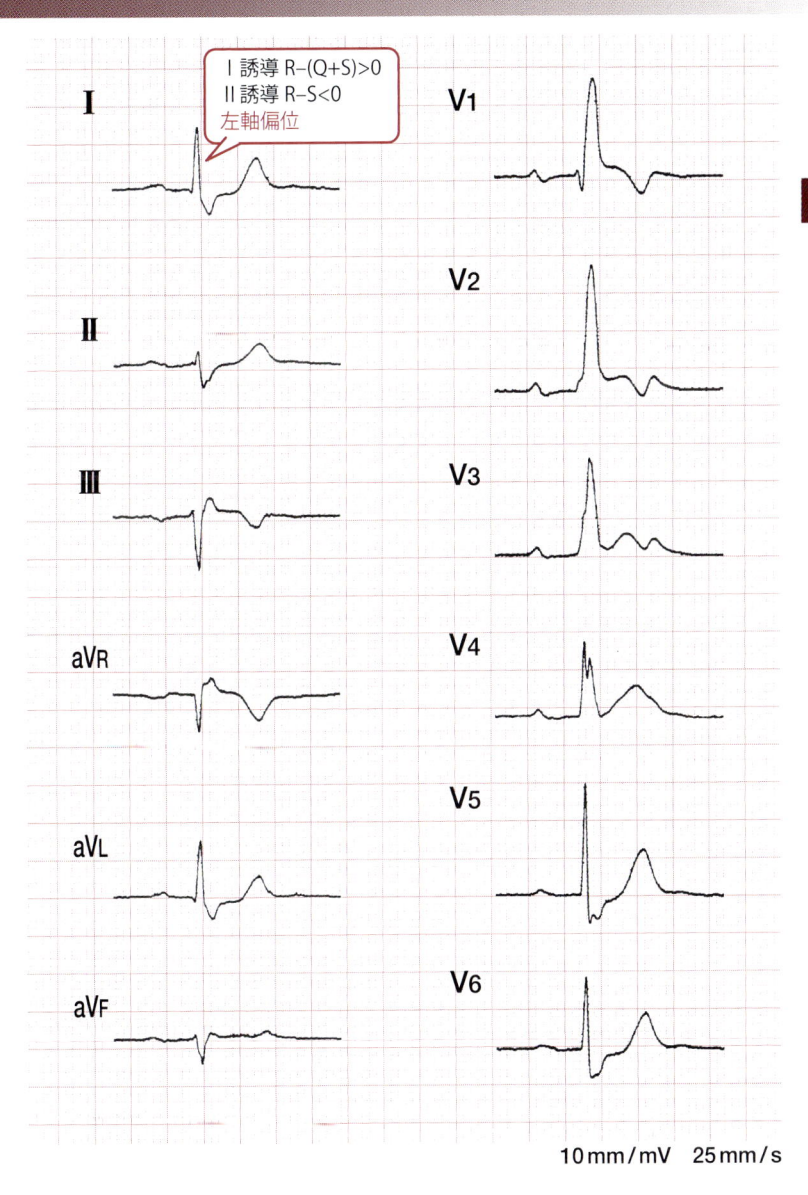

I 誘導 R−(Q+S)>0
II 誘導 R−S<0
左軸偏位

I

II

III

aVR

aVL

aVF

V1

V2

V3

V4

V5

V6

10mm/mV 25mm/s

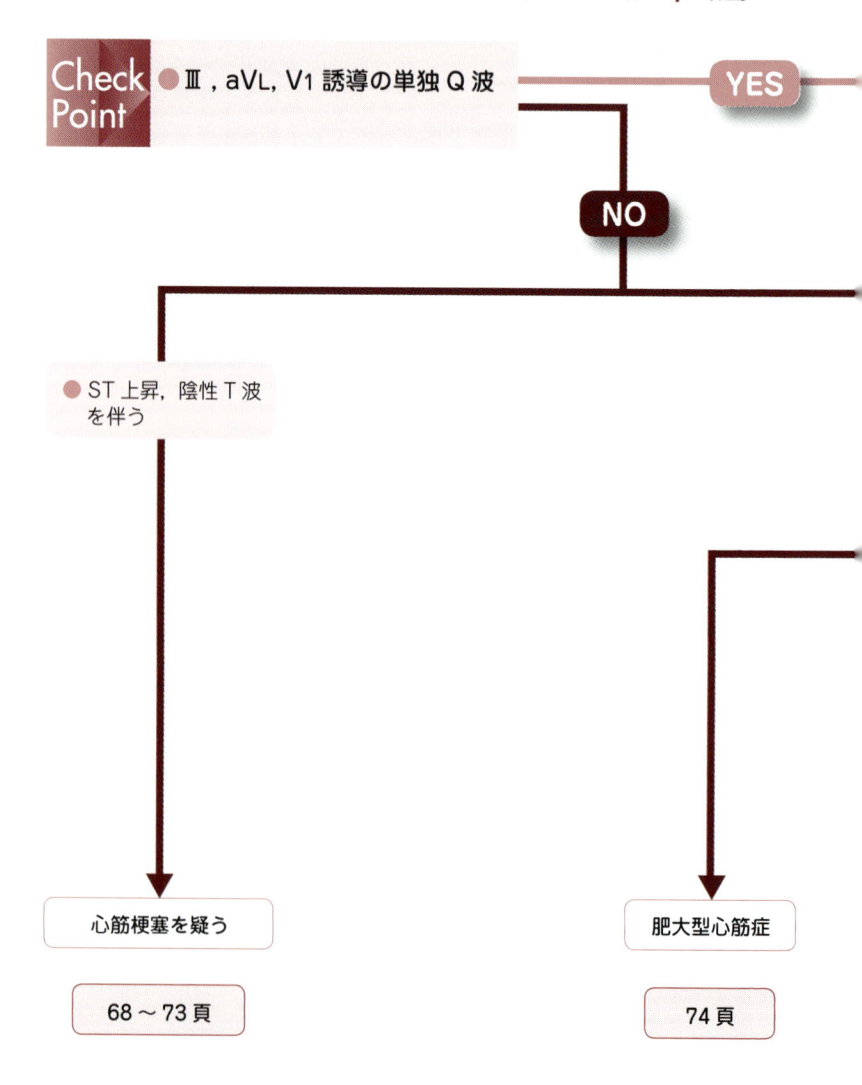

3-3：QRSの異常（異常Q波）

異常Q波の有無，認められる誘導をチェックする
（異常Q波：aV$_R$以外の誘導で持続時間が0.04秒以上，深さがR波の1/4以上）

Check Point
- Ⅲ, aVL, V1誘導の単独Q波 → **YES**

NO

- ST上昇，陰性T波を伴う

↓ 心筋梗塞を疑う
68～73頁

↓ 肥大型心筋症
74頁

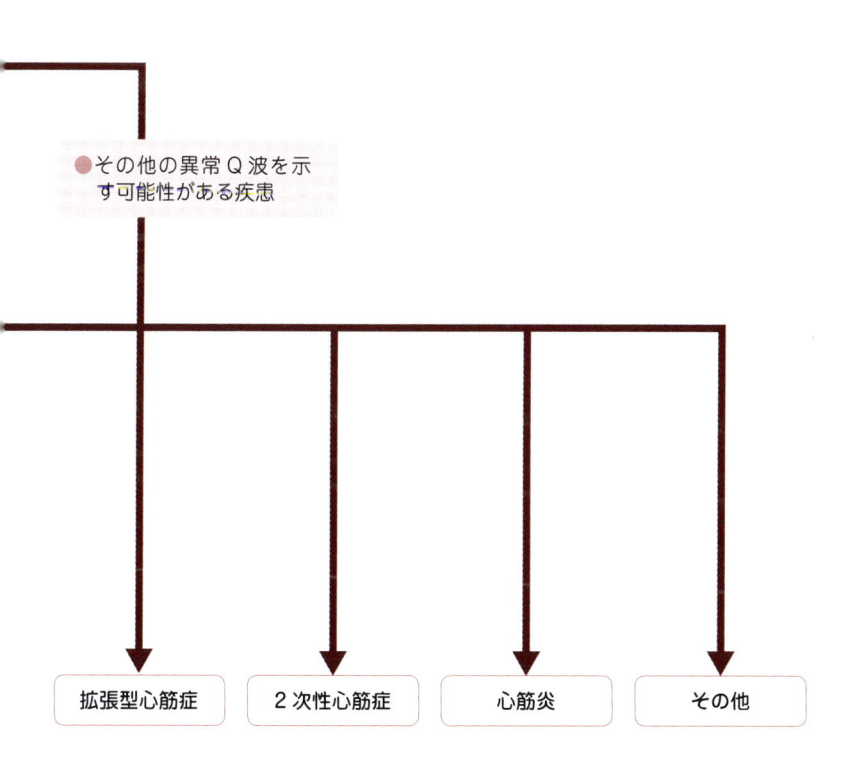

→ 病的意義なし

● その他の異常Q波を示す可能性がある疾患

| 拡張型心筋症 | 2次性心筋症 | 心筋炎 | その他 |

各論 3-3：QRS の異常（異常 Q 波）

異常 Q 波

checkpoint
- ☑ 異常 Q 波（QS パターン）の有無と認められる誘導をチェックする．
- ☑ 異常 Q 波とは，aVR 誘導以外の誘導で持続時間が 0.04 秒以上，深さが R 波の 1/4 以上の Q 波である．
- ☑ 異常 Q 波，QS パターンは貫壁性の心筋壊死，線維化を示す．
- ☑ 異常 Q 波，QS パターンが認められる誘導により心筋壊死，線維化の部位が診断される．
- ☑ Ⅲ, aVL, V1 誘導の単独 Q 波は病的意義なし（下図）．

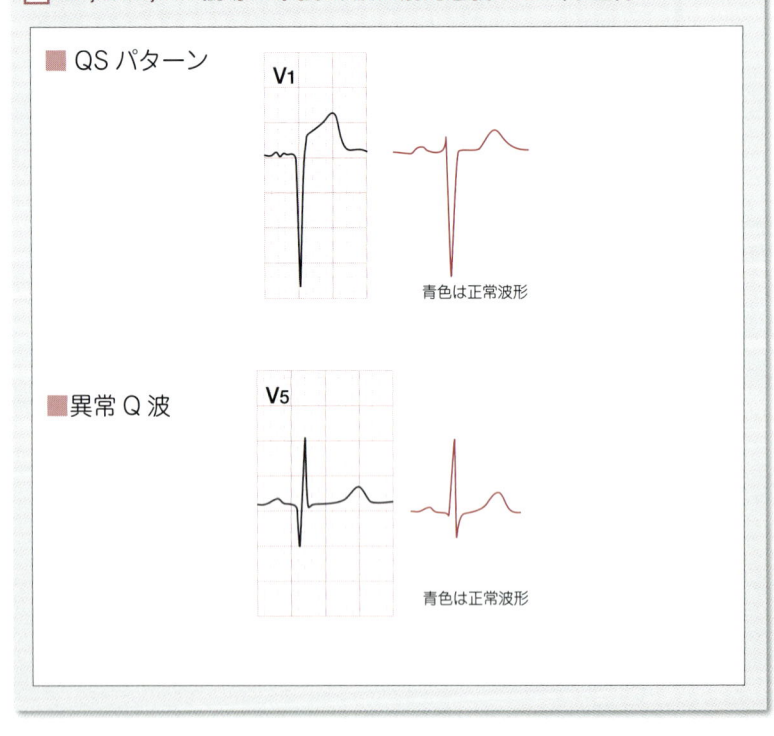

■ QS パターン

V1

青色は正常波形

■ 異常 Q 波

V5

青色は正常波形

判読のポイント

心筋梗塞による異常 Q 波,QS パターン
- 異常 Q 波(QS パターン)の存在する誘導により,心筋梗塞の部位が診断される.
- 心筋梗塞では,ST 上昇,陰性 T 波(冠性 T 波)を伴う.

異常 Q 波を認める誘導と心筋梗塞部位

	I	II	III	aVR	aVL	aVF	V1	V2	V3	V4	V5	V6
前壁中隔梗塞							+	+	+			
前壁側壁梗塞	+				+					+	+	+
高位側壁梗塞					+						+	+
側壁梗塞	+				+							
下壁梗塞		+	+			+						
後壁梗塞							(+)					

(十):異常 Q 波ではなく,梗塞の鏡像として R 波増高を認める

各 論 3-3：QRS の異常（異常 Q 波）

前壁心筋梗塞（第12病日）

checkpoint
- ☑ 異常 Q 波（QS パターン）の有無と認められる誘導をチェックする．
- ☑ 異常 Q 波とは，aVR 誘導以外の誘導で持続時間が 0.04 秒以上，深さが R 波の 1/4 以上の Q 波である．

判読のポイント

- V3,V4 誘導に QS パターン，V5 に異常 Q 波，V2 誘導に R 波減高を認める．
- V2〜V5 誘導に ST 上昇，Ⅰ,aVL,V3〜V5 誘導に陰性 T 波（冠性 T 波）を認める．

■ QS パターン

V3　　　　　　　　　　　V4

■ 異常 Q 波

V5

青色は正常波形

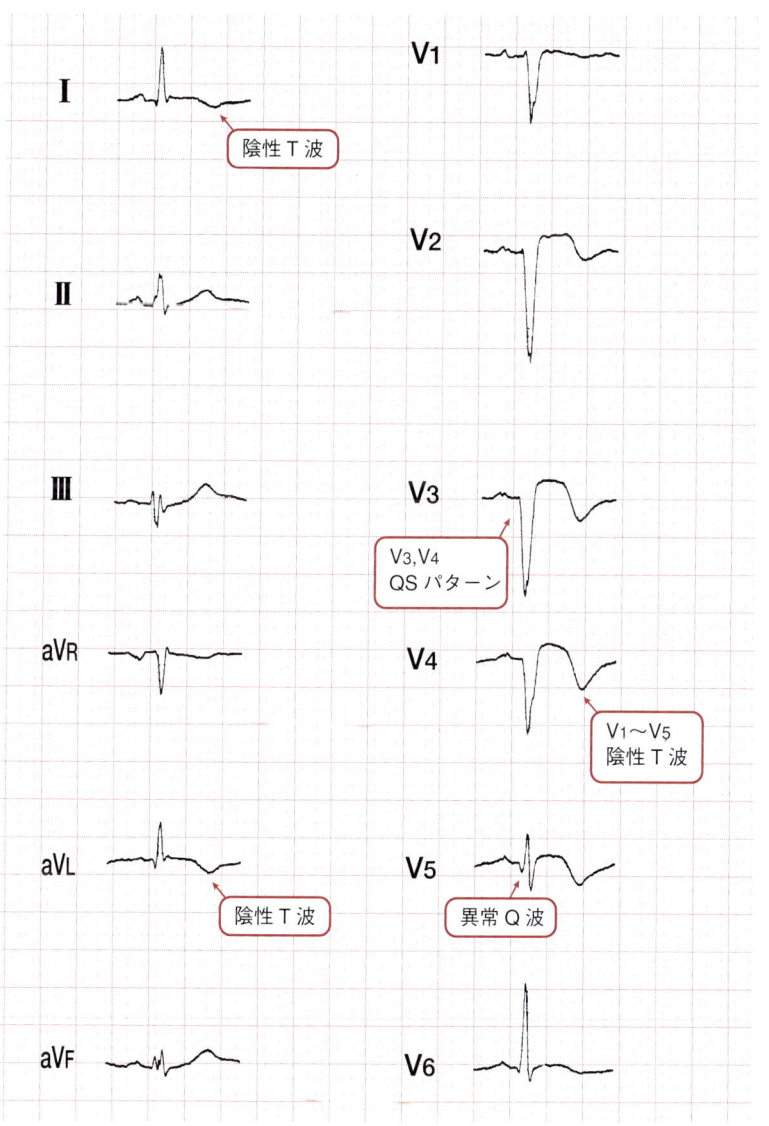

I （陰性T波）	V1
II	V2
III	V3 （V3, V4 QSパターン）
aVR	V4 （V1〜V5 陰性T波）
aVL （陰性T波）	V5 （異常Q波）
aVF	V6

10mm/mV　25mm/s

各論 3-3：QRS の異常（異常 Q 波）

下壁心筋梗塞

checkpoint
- ☑ 異常 Q 波（QS パターン）の有無と認められる誘導をチェックする.
- ☑ 異常 Q 波とは，aVR 誘導以外の誘導で持続時間が 0.04 秒以上，深さが R 波の 1/4 以上の Q 波である.

判読のポイント

- Ⅱ誘導に異常 Q 波，Ⅲ，aVF 誘導にて QS パターン，ST 上昇，陰性 T 波（冠性 T 波）を認める.

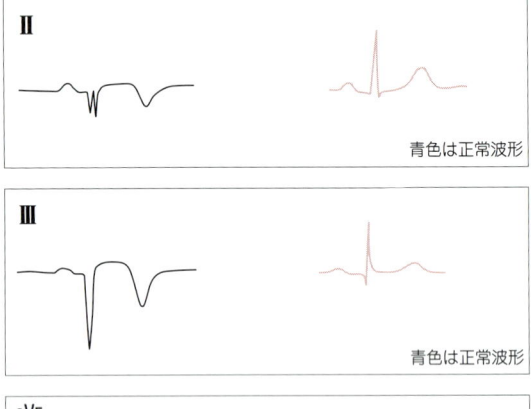

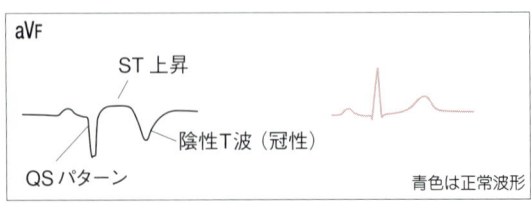

Ⅱ

青色は正常波形

Ⅲ

青色は正常波形

aVF
ST 上昇
陰性T波（冠性）
QS パターン

青色は正常波形

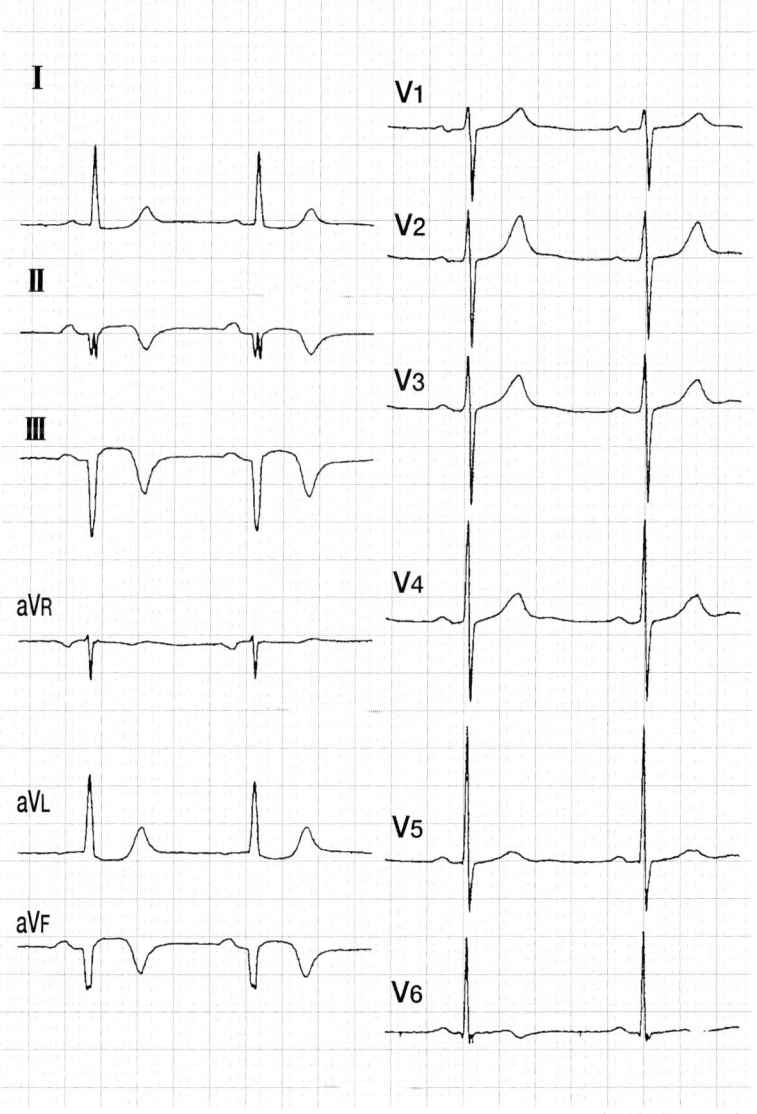

10mm/mV 25mm/s

各 論 3-3：その他の異常 Q 波

肥大型心筋症

checkpoint
- ☑ 異常 Q 波（QS パターン）の有無と認められる誘導をチェックする．
- ☑ 異常 Q 波とは，aVR 誘導以外の誘導で持続時間が 0.04 秒以上，深さが R 波の 1/4 以上の Q 波である．

判読のポイント

- Ⅰ，aVL，V4〜V6 誘導に異常 Q 波を認める．
- V1〜V3 誘導の R 波増高，V1〜V4 誘導の ST-T 変化を認める．
- 心筋梗塞の他に，肥大型心筋症，拡張型心筋症，2 次性心筋症などで心筋線維化により異常 Q 波，QS パターンが認められる場合がある．

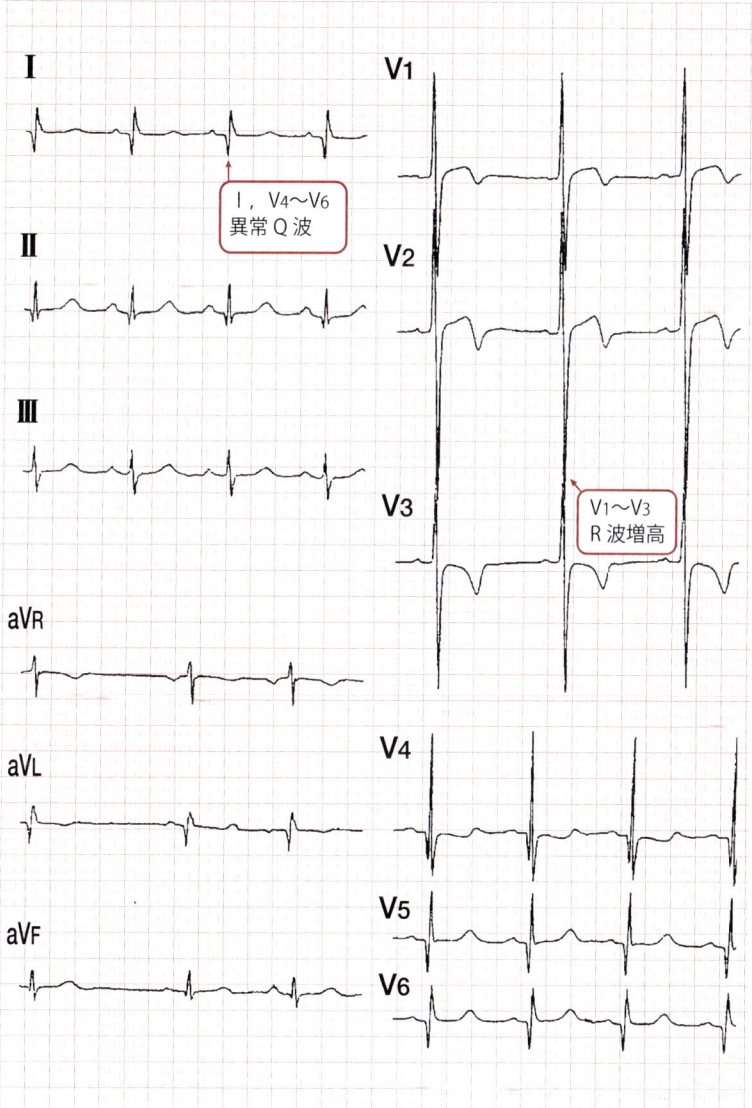

I	V1
II	V2
III	V3
aVR	
aVL	V4
aVF	V5
	V6

I, V4〜V6 異常Q波

V1〜V3 R波増高

10mm/mV　25mm/s

3-4：QRSの異常（R波が高い / 左室側誘導）

R波が高い
左室側誘導（V5, V6誘導）でR波の増高がある

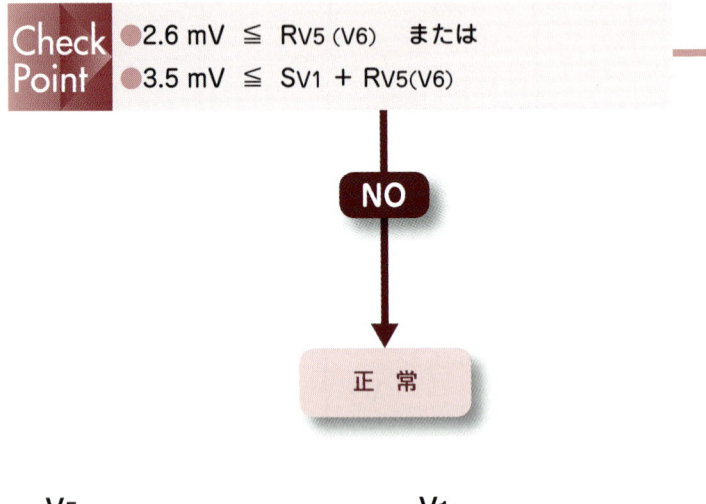

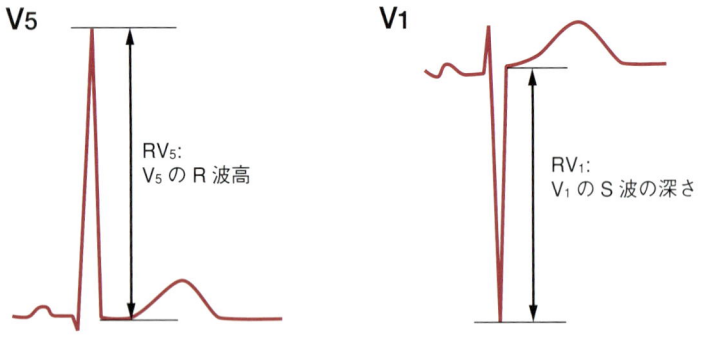

Check Point	● $2.6\ mV \leqq RV_5\ (V_6)$　または ● $3.5\ mV \leqq S_{V_1} + R_{V_5(V_6)}$

↓ NO

正 常

V5

RV_5:
V5のR波高

V1

RV_1:
V1のS波の深さ

YES

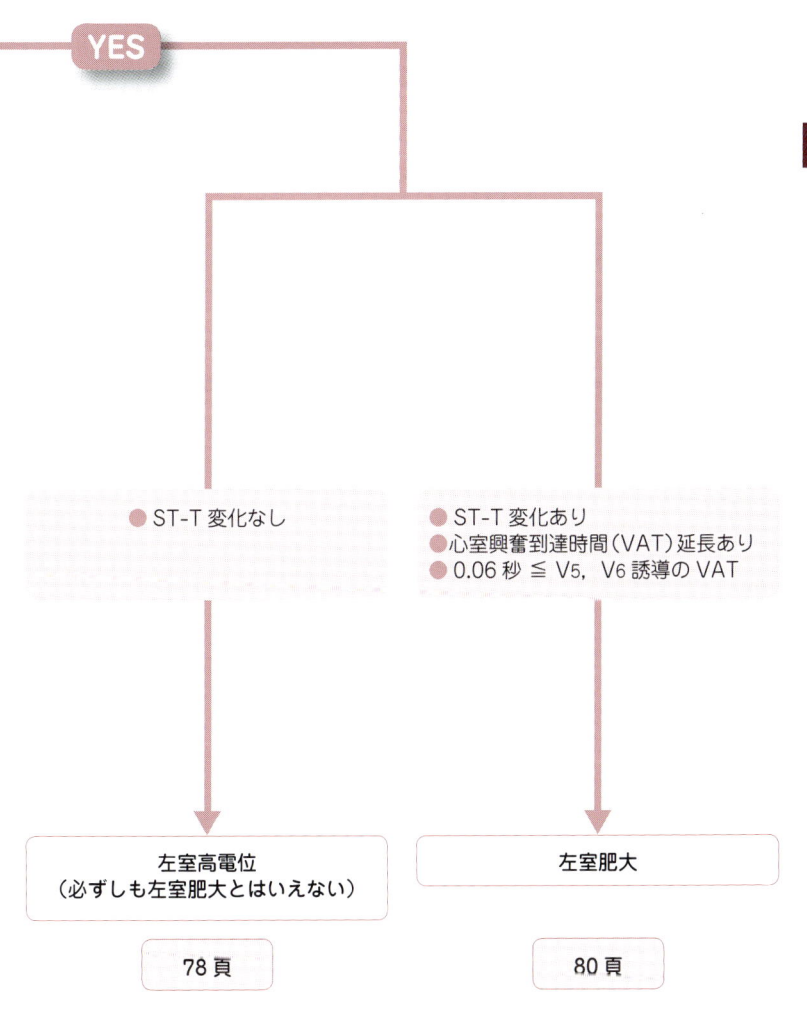

- ST-T 変化なし

- ST-T 変化あり
- 心室興奮到達時間（VAT）延長あり
- 0.06 秒 ≦ V5, V6 誘導の VAT

↓

左室高電位
（必ずしも左室肥大とはいえない）

78 頁

↓

左室肥大

80 頁

各論3-4:QRSの異常(R波が高い/左室側誘導)

左室高電位

checkpoint
☑ 左室側誘導(V5, V6)でR波の増高がある

判読のポイント

- $2.6\ mV \leqq R_{V_5\ (V_6)}$ または $3.5\ mV \leqq S_{V_1} + R_{V_5\ (V_6)}$ を認める.
- 左室高電位のみでST-T変化を伴わない場合は必ずしも左室肥大とはいえない.
- $R_{V_5} = 2.7mV$, $S_{V_1} + R_{V_5} = 4.1mV$

V1 S_{V_1} 1.4mV

V5 S_{V_5} 2.7mV

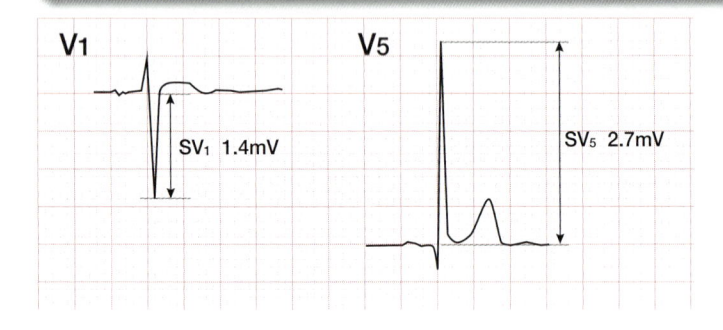

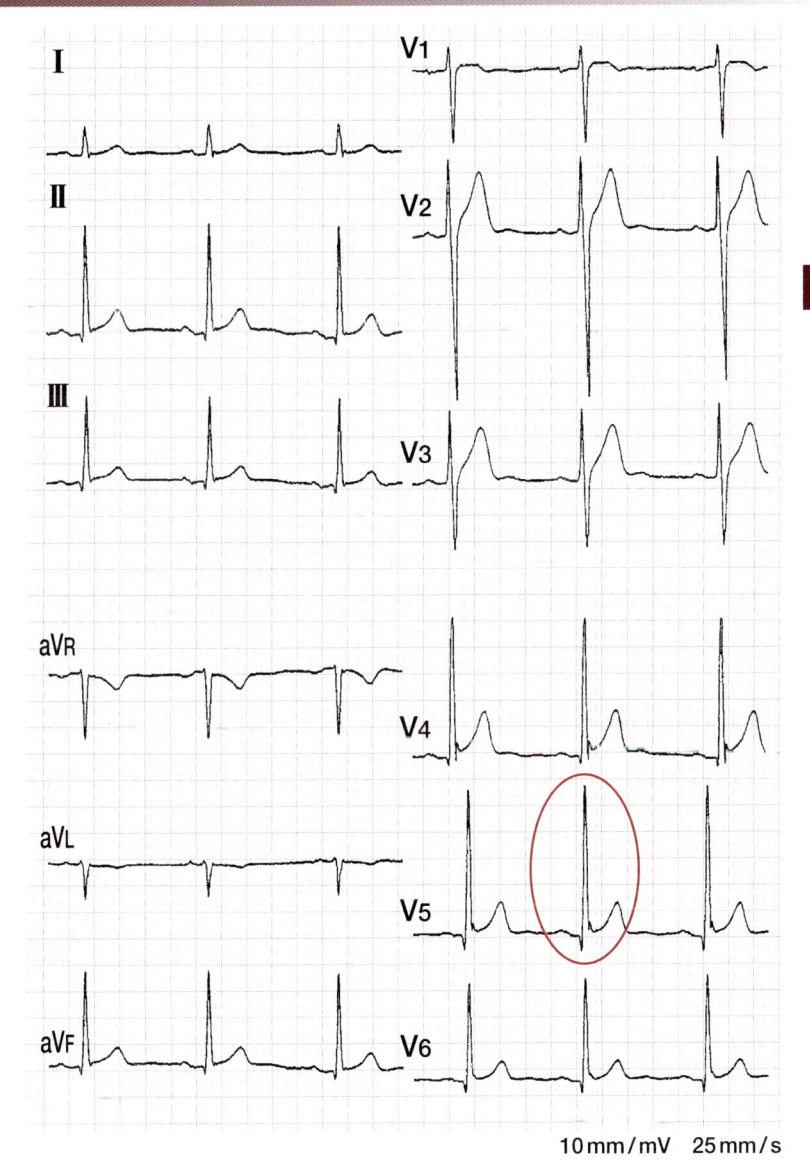

I	V1
II	V2
III	V3
aVR	V4
aVL	V5
aVF	V6

10 mm/mV 25 mm/s

各論3-4:QRSの異常(R波が高い/左室側誘導)

左室肥大

checkpoint
☑ 左室側誘導(V5,V6)でR波の増高がある

判読のポイント

- $2.6\ mV \leq R_{V5\ (V6)}$ または $3.5\ mV \leq S_{V1} + R_{V5\ (V6)}$ を認める.
- ST-T変化あり.
- 心室興奮時間(ventricular activation time:VAT)延長あり. 0.06 秒 $\leq$ V5,V6誘導のVAT.
- 左室負荷(圧負荷,容量負荷)により発生する.

■ どんな疾患でみられる？
- 左室圧負荷の原因は高血圧症,大動脈弁狭窄症など,左室容量負荷の原因には大動脈弁閉鎖不全症,僧帽弁閉鎖不全症などがある.
- 肥大型心筋症においても左室肥大所見が認められる.

左室肥大(肥大型心筋症)
- $R_{V5} = 4.6mV$, $S_{V1} + R_{V5} = 6.3mV$
- Ⅰ,Ⅱ,aVL,aVF,V3〜V6誘導にST-T変化を認める.
- V5,V6誘導のVAT 0.06秒

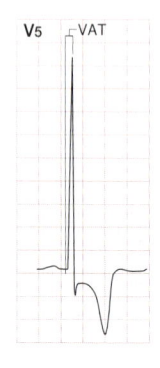

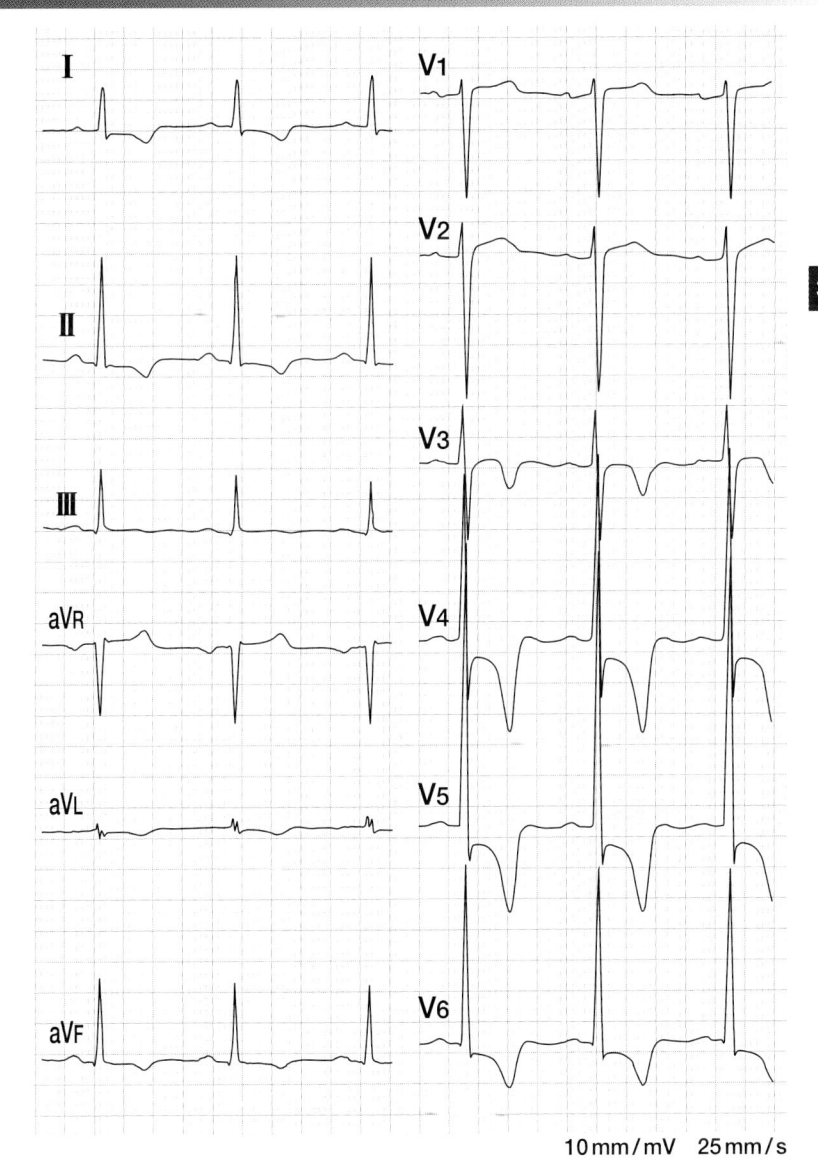

10mm/mV 25mm/s

3-5：QRS の異常（R 波が高い／右側胸部誘導）

R 波が高い
右側胸部誘導（V₁, V₂ 誘導）で R 波の増高がある

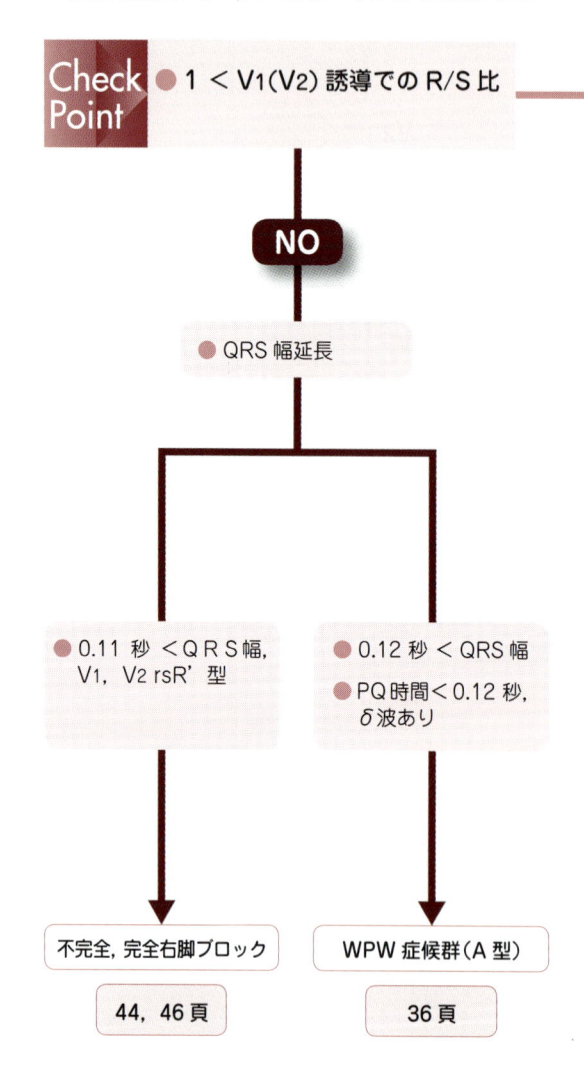

Check Point
- 1 < V₁(V₂) 誘導での R/S 比

↓ **NO**

- QRS 幅延長

┌─────────────────────┬─────────────────────┐

- 0.11 秒 < QRS 幅, V₁, V₂ rsR' 型

- 0.12 秒 < QRS 幅
- PQ 時間 < 0.12 秒, δ 波あり

↓ 不完全, 完全右脚ブロック
44, 46 頁

↓ WPW 症候群（A 型）
36 頁

YES

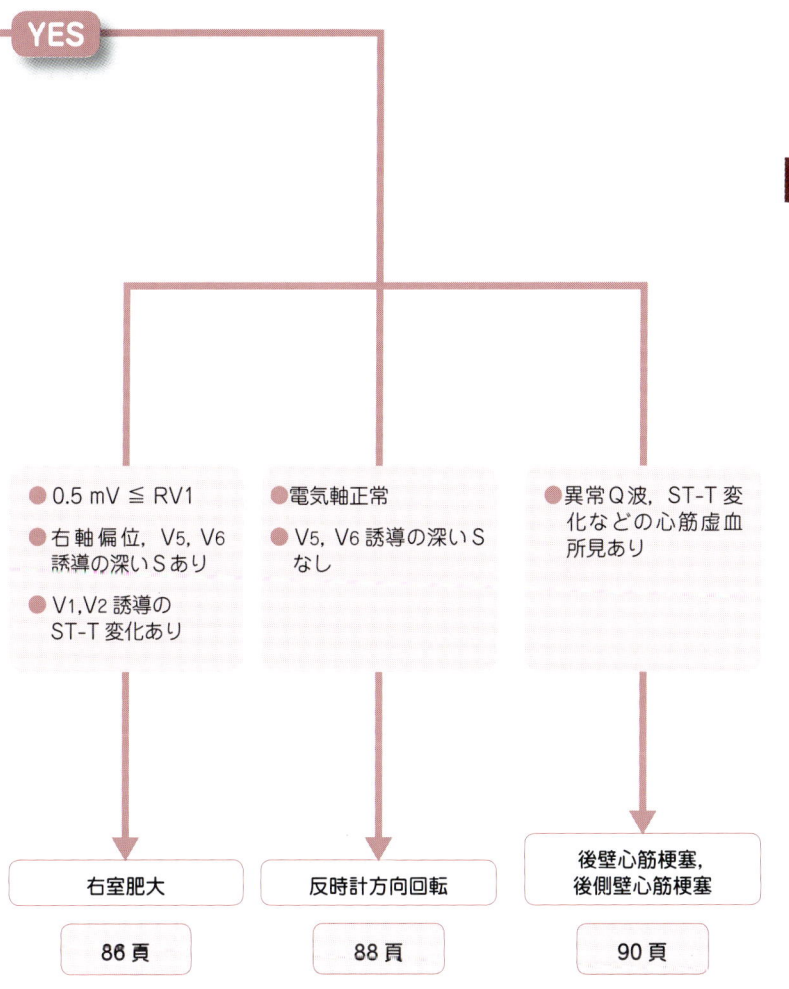

- 0.5 mV ≦ RV1
- 右軸偏位、V5, V6 誘導の深いSあり
- V1, V2 誘導の ST-T 変化あり

→ **右室肥大** (86頁)

- 電気軸正常
- V5, V6 誘導の深いSなし

→ **反時計方向回転** (88頁)

- 異常Q波、ST-T 変化などの心筋虚血所見あり

→ **後壁心筋梗塞、後側壁心筋梗塞** (90頁)

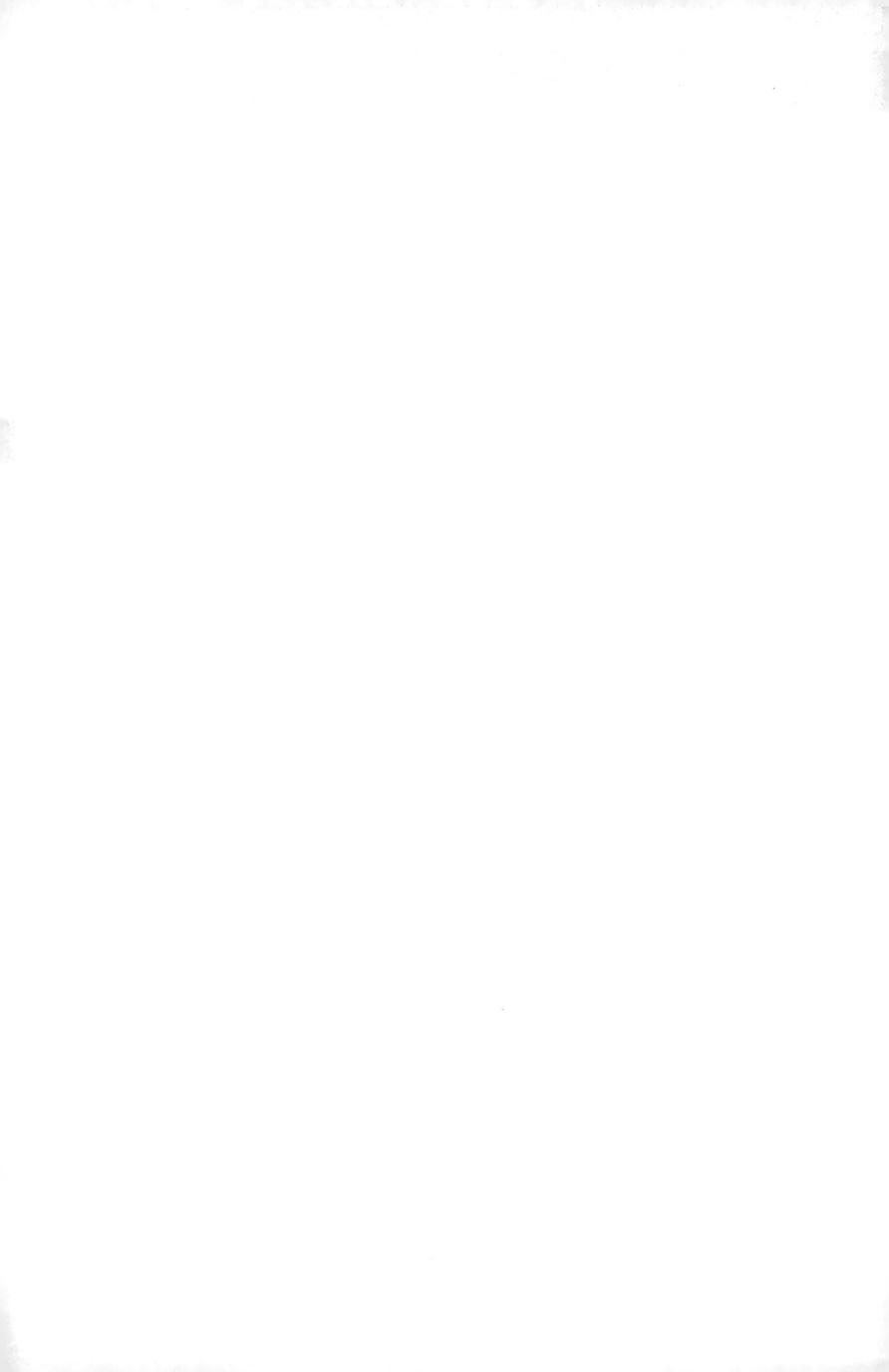

各論 3-5：QRS の異常（R 波が高い / 右側胸部誘導）

QRS の異常　R 波が高い

checkpoint
☑ R 波が高い 右側胸部誘導（V1，V2 誘導）で R 波の増高（1 < V1(V2) 誘導での R/S 比）（A 型）

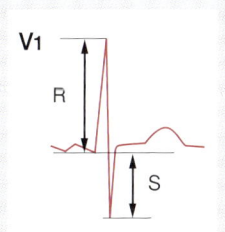

R/S 比とは
R 波の高さ /S 波の深さ

判読のポイント

不完全右脚ブロック（P.44 参照）
完全右脚ブロック（P.46 参照）

- R//S 比
- V1，V2　rSR' 型

Wolff-Parkinson-White (WPW) 症候群（A 型）
（P.36 参照）

- 1 < V1（V2）誘導での R/S 比
  - 0.12 秒 < QRS 幅
  - PQ 時間 < 0.12 秒
  - デルタ（δ）波あり

各 論 3-5：QRS の異常（R 波が高い / 右側胸部誘導）

右室肥大

checkpoint
☑ R 波が高い 右側胸部誘導（V1，V2 誘導）で R 波の増高がある
（1 < V1（V2）誘導での R/S 比）

判読のポイント

- 1 < V1 誘導での R/S 比
- QRS 幅 ≦ 0.11 秒で正常
- 右軸偏位を示す．
- V1,V2 誘導の R 波増高，ST-T 変化あり

V1　　正常波形　　　V2　　正常波形

- V5, V6 の深い S あり

V5　　正常波形　　　V6　　正常波形

- 右室負荷（圧負荷，容量負荷）により発生する．

■ どんな疾患でみられる？
- 右室圧負荷の原因は肺動脈弁狭窄症，ファロー四徴症，肺高血圧症など，右室容量負荷の原因には心房中隔欠損症などがある．

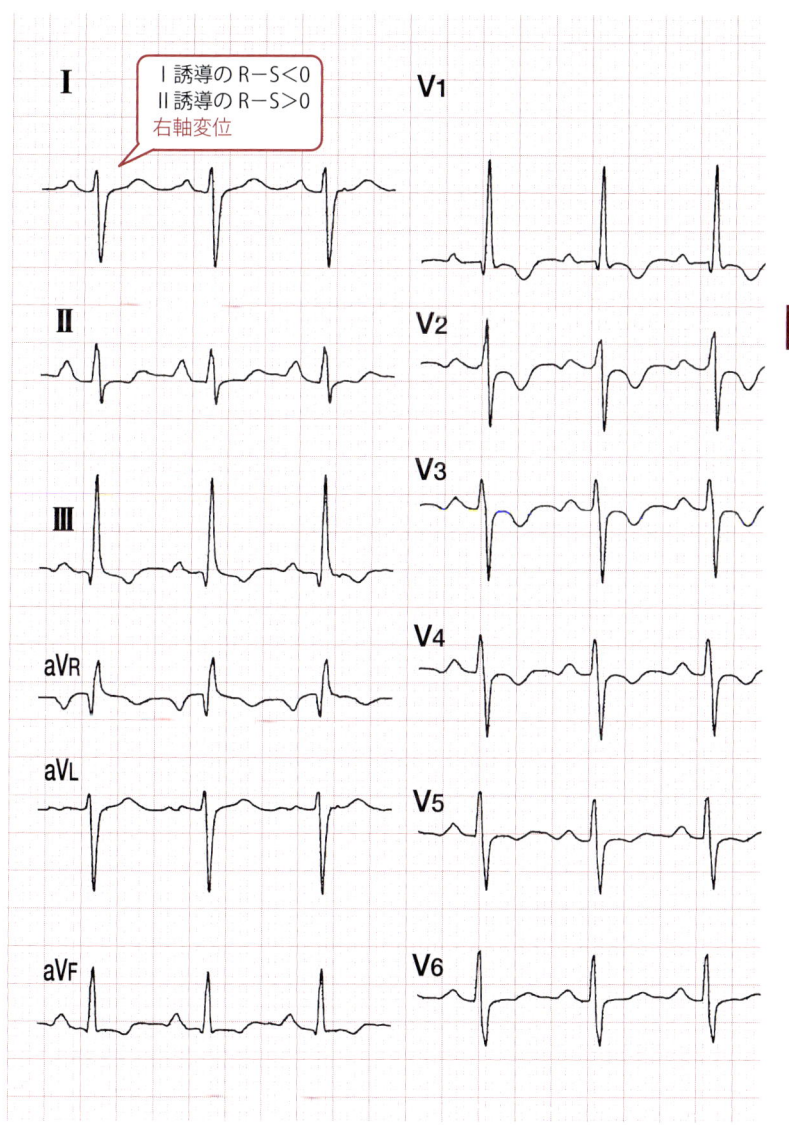

I Ⅰ誘導のR−S<0 Ⅱ誘導のR−S>0 右軸変位	V1
Ⅱ	V2
Ⅲ	V3
aVR	V4
aVL	V5
aVF	V6

10mm/mV　25mm/s

各 論 3-5：QRS の異常（R 波が高い / 右側胸部誘導）

反時計方向回転

checkpoint
☑ R 波が高い 右側胸部誘導（V1, V2 誘導）で R 波の増高がある
（1 < V1(V2) 誘導での R/S 比）

判読のポイント
- 1 < V1(V2) 誘導での R/S 比（前頁参照）
- QRS 幅 ≦ 0.11 秒で正常
- 電気軸正常
- 胸部誘導移行帯が V1, V2 誘導にある．
- V5, V6 誘導の深い S なし．

3-5

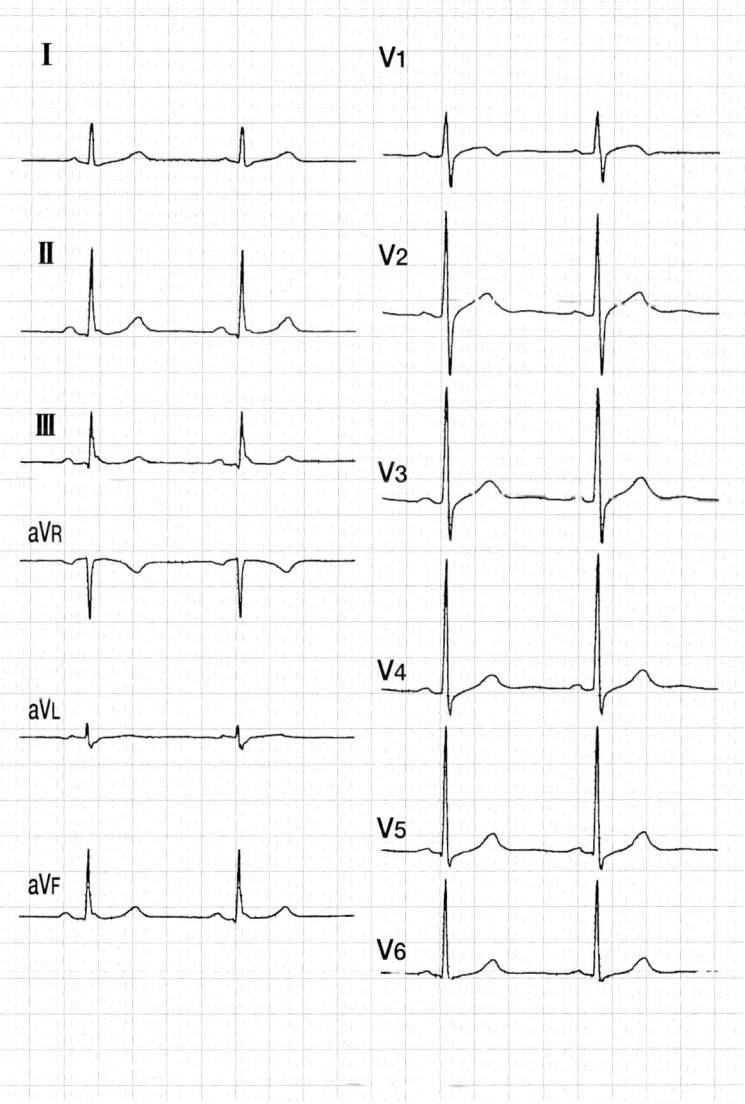

10mm/mV 25mm/s

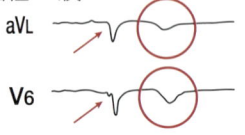

各論 3-5：QRS の異常（R 波が高い / 右側胸部誘導）

後壁心筋梗塞，後側壁心筋梗塞

checkpoint
☑ R 波が高い 右側胸部誘導（V1，V2 誘導）で R 波の増高がある（1 < V1（V2）誘導での R/S 比）

判読のポイント

後壁心筋梗塞
- 1 < V1（V2）誘導での R/S 比
- QRS 幅 ≦ 0.11 秒で正常
- 異常 Q 波，ST-T 変化などの心筋虚血所見あり

後側壁心筋梗塞（陳旧性）（図 A）
- 1 < V1，V2 誘導での R/S 比
- I，aVL，V6 誘導にて QS パターン，陰性 T 波を認める．

■ R 波増高

V1

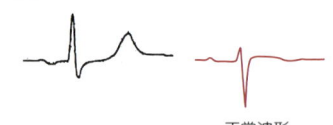

正常波形

■ QS パターン，陰性 T 波

aVL

V6

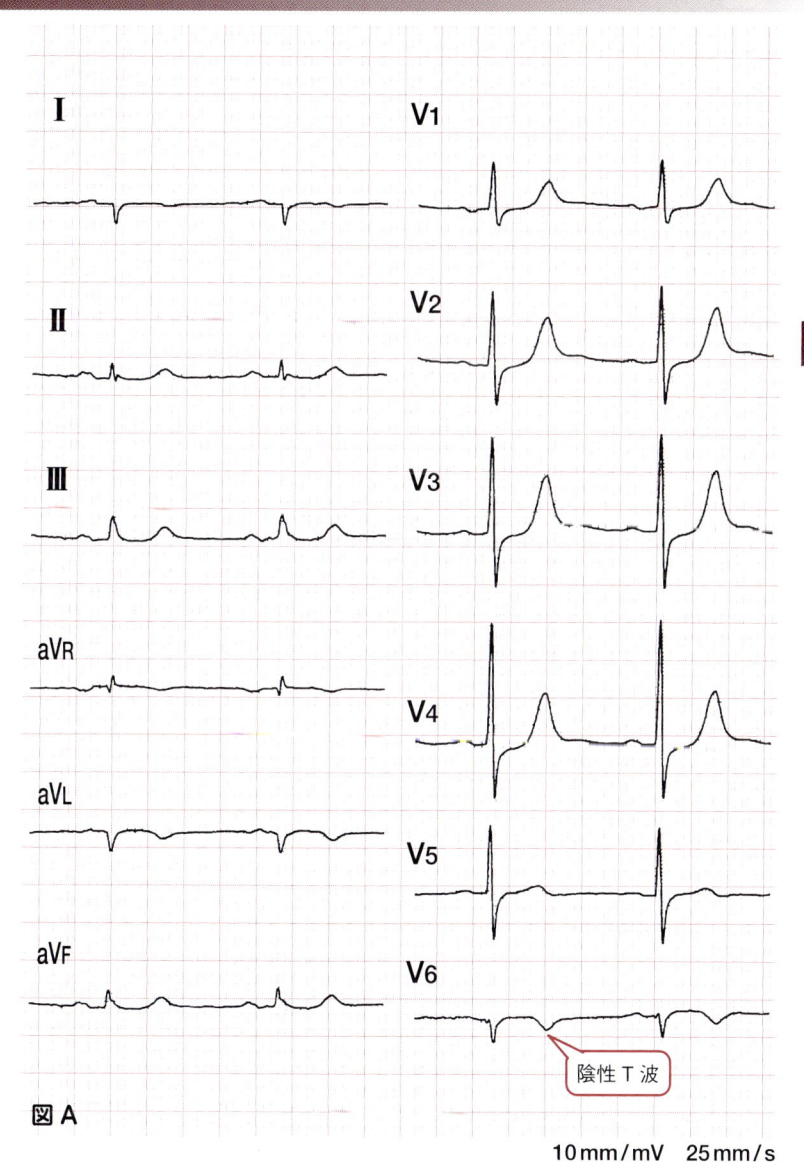

図 A

陰性 T 波

10mm/mV　25mm/s

3-6：QRS の異常

QRS 電位が低い

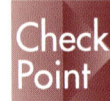

Check Point ● すべての肢誘導で QRS 電位（R + S）< 0.5 mV

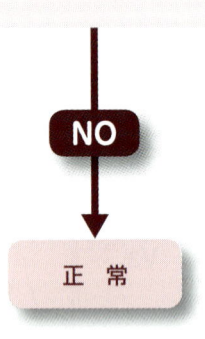

↓ **NO**

正 常

低電位差の原因

心筋障害による起電力低下：心筋梗塞，心筋炎，拡張型心筋症など
心臓起電力の伝達障害：心嚢液貯留，心膜炎，胸水貯留，肺気腫，肥満など
高度の浮腫：ネフローゼ症候群，粘液水腫など

YES

- すべての胸部誘導で QRS 電位 (R + S) < 1.0 mV

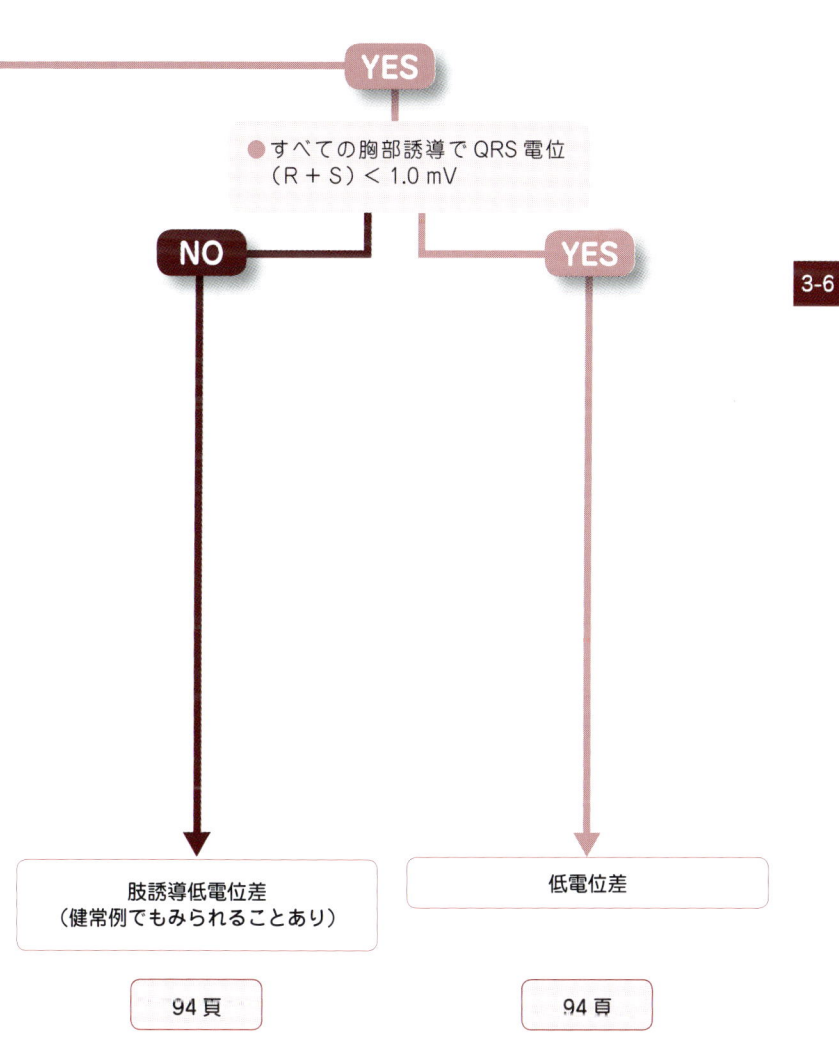

NO → 肢誘導低電位差（健常例でもみられることあり） 94頁

YES → 低電位差 94頁

肢誘導低電位差，低電位差

判読のポイント

肢誘導低電位差
- すべての肢誘導で QRS 電位（R+S）< 0.5mV
- 健常例でもみられることあり

低電位差（右図）
- すべての肢誘導で QRS 電位（R+S）< 0.5mV
- すべての胸部誘導で QRS 電位（R+S）< 1.0 mV

■どんな疾患でみられる？
低電位差の原因には以下の状態がある．
- 心筋障害による起電力低下：心筋梗塞，心筋炎，拡張型心筋症など
- 心臓起電力の伝達障害：心嚢液貯留，心膜炎，胸水貯留，肺気腫，肥満など
- 高度の浮腫：ネフローゼ症候群，粘液水腫など

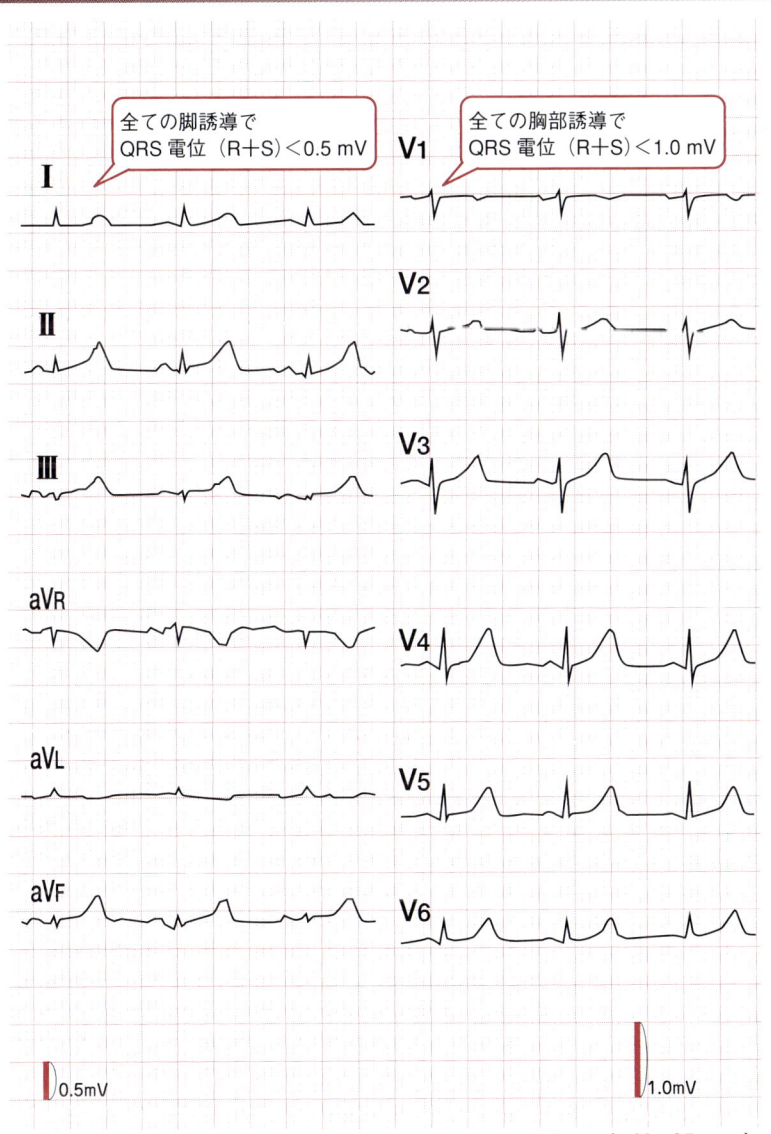

| 全ての肢誘導で QRS 電位（R＋S）＜0.5 mV | 全ての胸部誘導で QRS 電位（R＋S）＜1.0 mV |

I

II

III

aVR

aVL

aVF

V1

V2

V3

V4

V5

V6

0.5mV

1.0mV

10mm/mV　25mm/s

4 : ST 上昇

ST 上昇のある誘導，上昇度，形態をチェックする

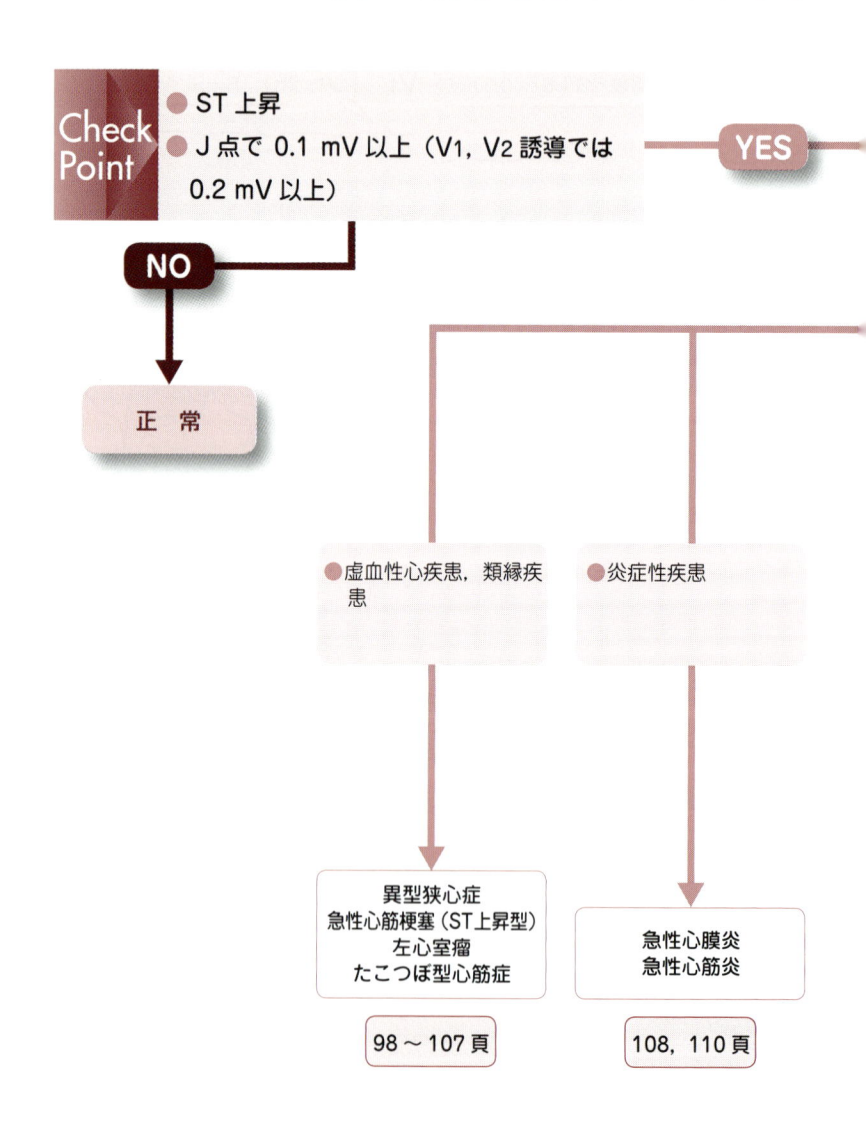

Check Point
- ST 上昇
- J 点で 0.1 mV 以上（V1, V2 誘導では 0.2 mV 以上）

YES

NO → 正 常

- 虚血性心疾患，類縁疾患

  異型狭心症
  急性心筋梗塞（ST上昇型）
  左心室瘤
  たこつぼ型心筋症

  98〜107 頁

- 炎症性疾患

  急性心膜炎
  急性心筋炎

  108, 110 頁

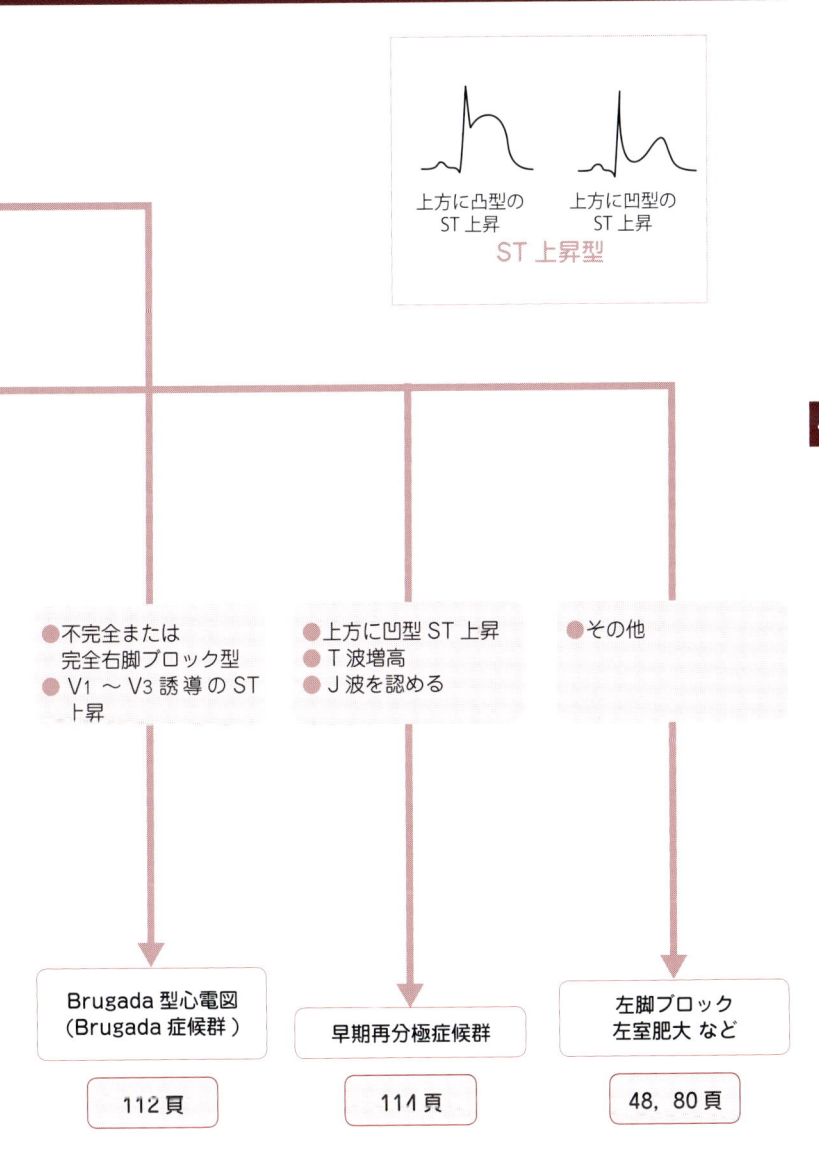

上方に凸型の ST 上昇　　上方に凹型の ST 上昇

ST 上昇型

- 不完全または完全右脚ブロック型
- V1 ～ V3 誘導の ST 上昇

→ Brugada 型心電図（Brugada 症候群）
112 頁

- 上方に凹型 ST 上昇
- T 波増高
- J 波を認める

→ 早期再分極症候群
114 頁

- その他

→ 左脚ブロック 左室肥大 など
48, 80 頁

異型狭心症

checkpoint
- ☑ 上昇度，形態をチェックする
- ☑ ST 上昇は J 点で 0.1mV 以上
  （V1,V2 誘導では，0.2mV 以上の上昇が有意な所見である）

判読のポイント

異型狭心症（ホルター心電図記録）（右図）
- 虚血発作時に貫壁性心筋虚血による一過性の ST 上昇を認める．
- 心筋虚血に伴う ST 上昇は，貫壁性心筋虚血を示す．
- 虚血発作時に重症不整脈（心室不整脈，房室ブロック）を認める場合がある．
- 発作時に ST 上昇，心室期外収縮，心室頻拍を認める．

非発作時

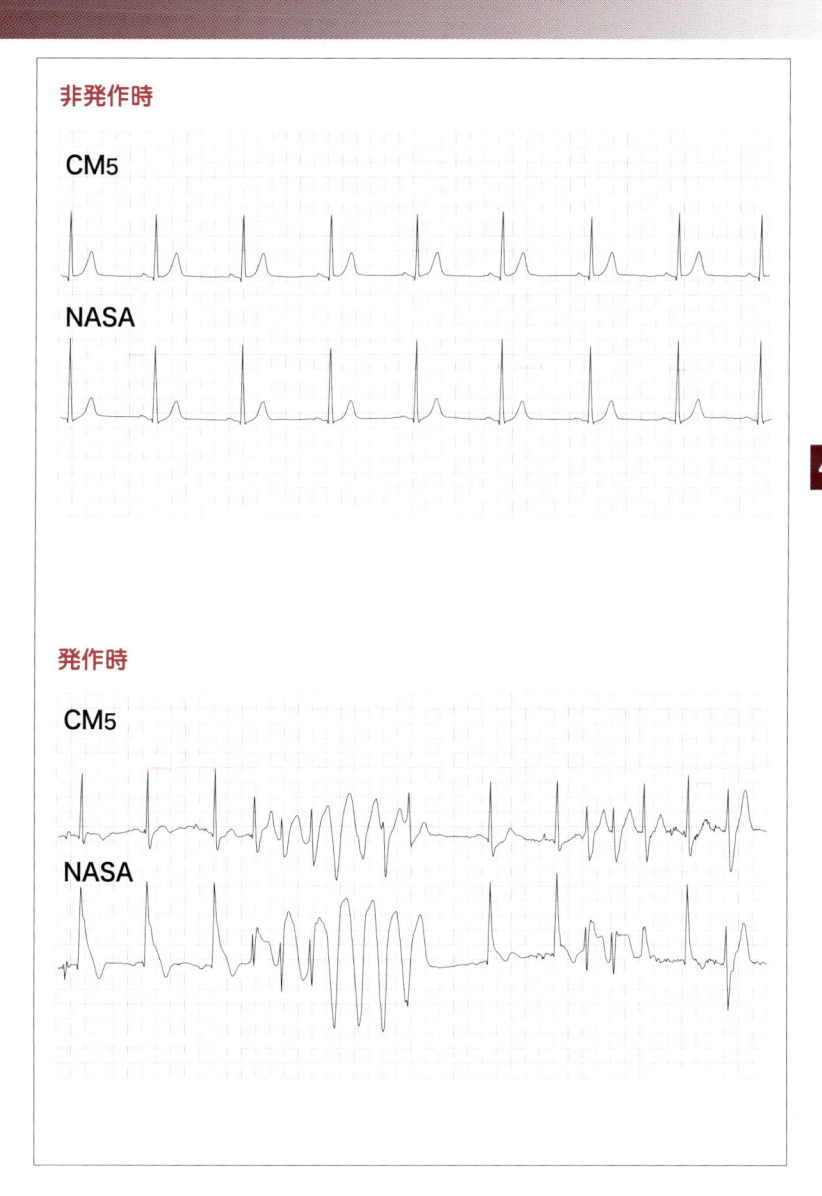

CM5

NASA

発作時

CM5

NASA

各 論 4：ST上昇

急性心筋梗塞（ST上昇型）

checkpoint
- ☑ 上昇度，形態をチェックする
- ☑ ST上昇はJ点で0.1mV以上
  （V1,V2誘導では，0.2mV以上の上昇が有意な所見である）

判読のポイント

急性心筋梗塞（ST上昇型）で認められる心電図所見は，以下のような特徴がある．
- ST上昇，T波増高（心筋虚血に伴うST上昇は，貫壁性心筋虚血を示す．）
- R波減高
- 異常Q波，QSパターン出現
- 陰性T波（冠性T波）出現（陰性T波は数カ月以上残る．）
- 心筋梗塞後に左心室瘤が形成されると，ST上昇が改善せず遷延する．

■急性心筋梗塞（ST上昇型）の心電図所見の経過

梗塞発症前　発症数時間後　数時間～12時間　2日～7日

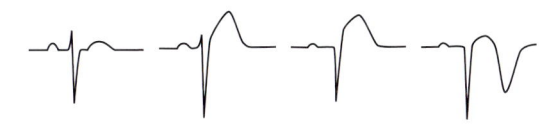

　　　　　　　ST上昇　　　R波減高　　　陰性T波出現
　　　　　　　T波増高　　　異常Q波出現　ST上昇改善

各 論 4：ST 上昇

急性前側壁心筋梗塞

checkpoint
- ☑ 上昇度, 形態をチェックする
- ☑ ST 上昇は J 点で 0.1mV 以上
  （V1,V2 誘導では, 0.2mV 以上の上昇が有意な所見である）

判読のポイント
- I, aVL, V1～V6 誘導にて ST 上昇を認める.
- II, III, aVF 誘導にて ST 下降（対側性変化）を認める.

■ ST 上昇

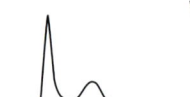

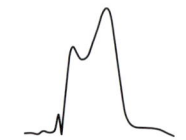

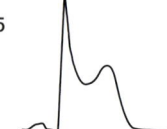

I　　　V2　　　V5

■ ST 下降（対側性変化）

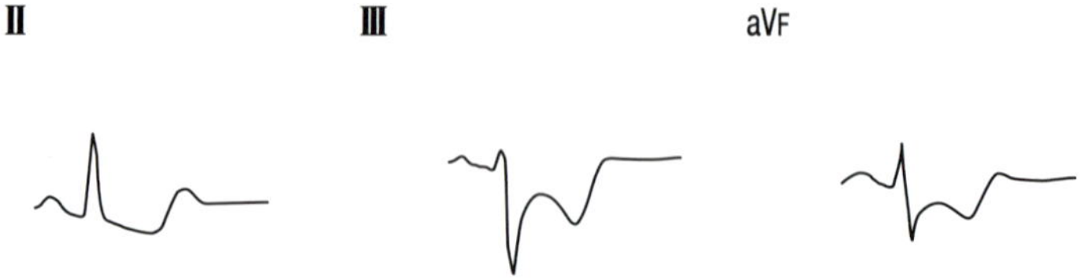

II　　　III　　　aVF

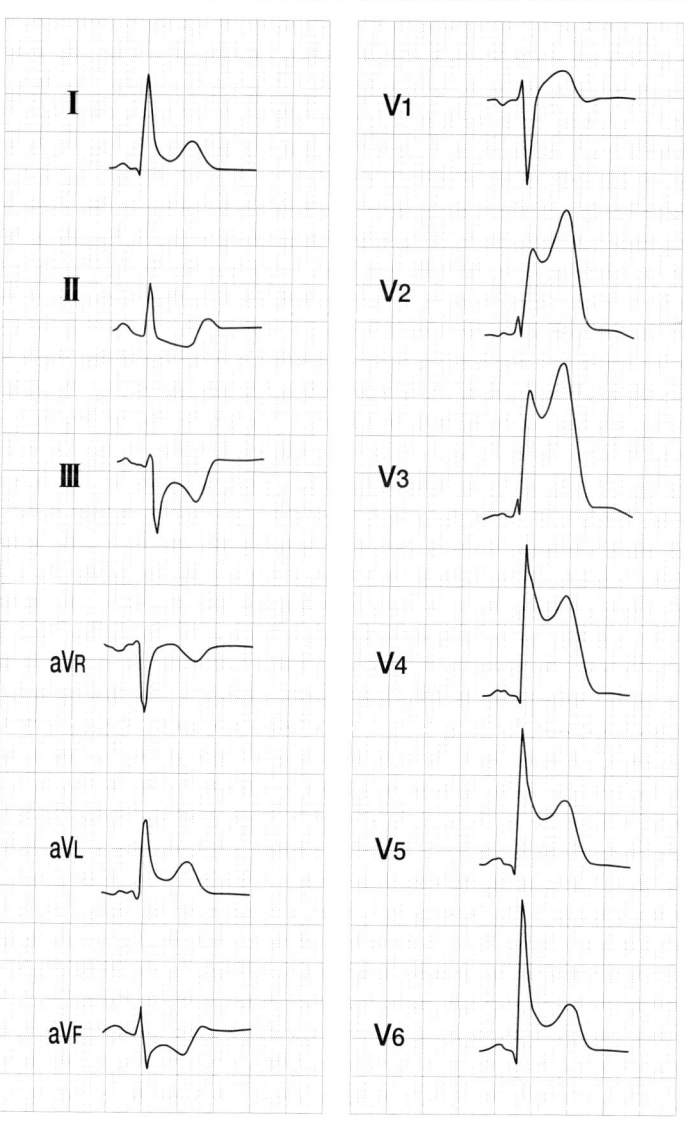

10 mm/mV 25 mm/s

各論4：ST上昇

急性下壁心筋梗塞

checkpoint
- ☑ 上昇度, 形態をチェックする
- ☑ ST上昇はJ点で0.1mV以上
  （V1,V2誘導では，0.2mV以上の上昇が有意な所見である）

判読のポイント
- Ⅱ，Ⅲ，aVF誘導にてST上昇を認める．
- Ⅰ，aVL，V2〜V5誘導にてST下降（対側性変化）を認める．
- PQ時間の延長（Ⅰ度房室ブロック）を認める．

■ ST上昇

Ⅱ

Ⅲ

PQ時間延長

aVF

■ ST下降

Ⅰ

aVL

V5

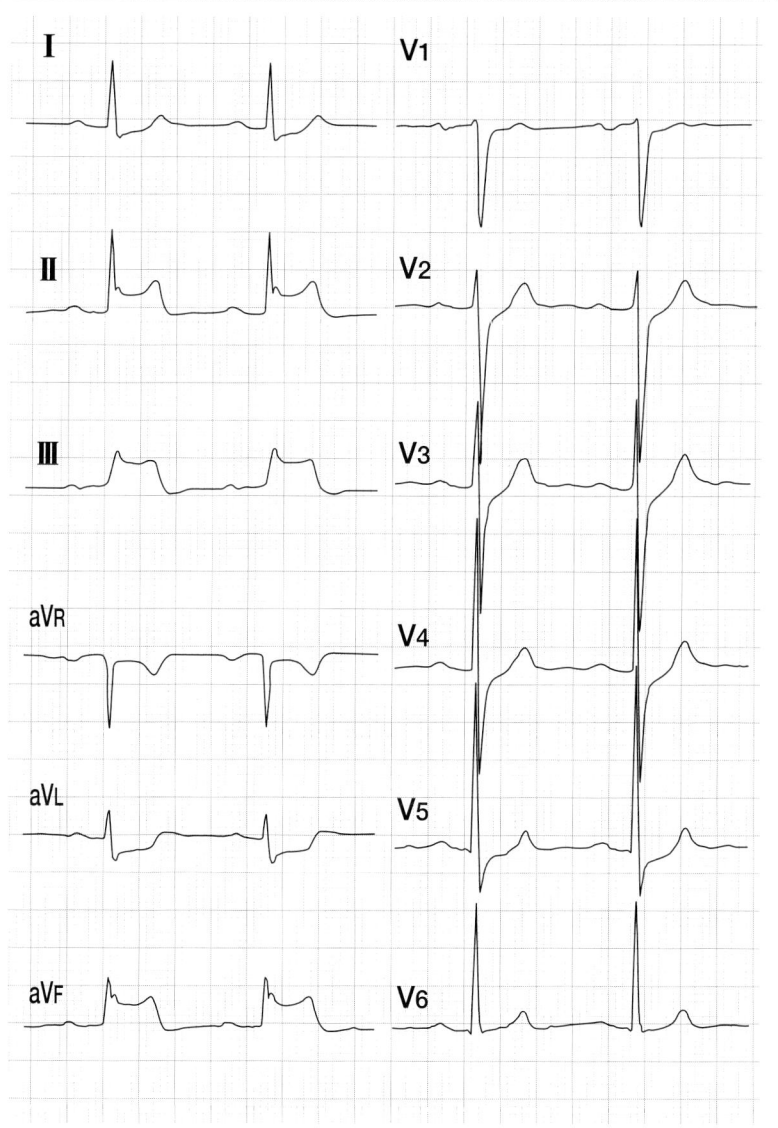

I	V1
II	V2
III	V3
aVR	V4
aVL	V5
aVF	V6

10 mm/mV 25 mm/s

各論 4：ST上昇

たこつぼ型心筋症

checkpoint
- ☑ 上昇度，形態をチェックする
- ☑ ST上昇はJ点で0.1mV以上
  （V1,V2誘導では，0.2mV以上の上昇が有意な所見である）

判読のポイント

たこつぼ型心筋症は，急性前壁梗塞と類似した心電図所見を示す．
- 異常Q波の出現は少ない．
- 冠動脈造影では有意狭窄を認めない．
- 左室壁運動は，心尖部を中心とした収縮低下と，心基部の過収縮を示す．

たこつぼ型心筋症（右図）
- Ⅱ，Ⅲ，aVF，V3〜V5誘導で，ST上昇をめる．

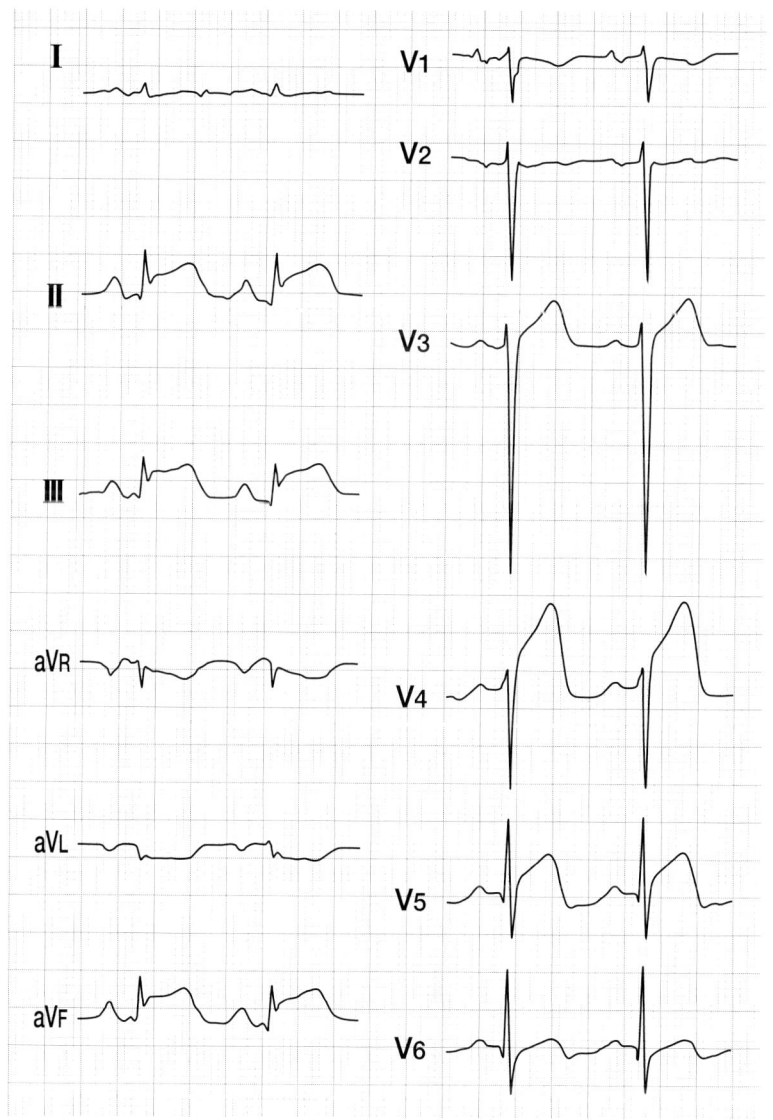

10mm/mV 25mm/s

各 論 4：ST 上昇

急性心膜炎

checkpoint
- ☑ 上昇度，形態をチェックする
- ☑ ST 上昇は J 点で 0.1mV 以上
  （V1,V2 誘導では，0.2mV 以上の上昇が有意な所見である）

判読のポイント

- 急性心膜炎に伴う心外膜下層心筋の炎症により，広汎な誘導で ST 上昇（上方に凹型）を示す．

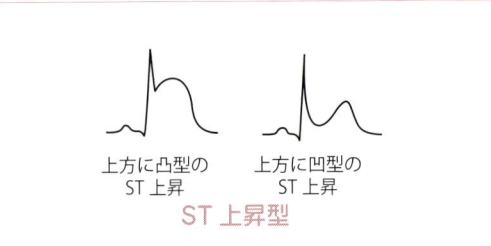

  上方に凸型の　　上方に凹型の
  ST 上昇　　　　ST 上昇

  ST 上昇型

- 対側性 ST 下降は，aVR, V1 誘導以外の誘導には出現しない．
- 多くの心嚢液貯溜を伴う場合には，低電位差を示す．
- 回復期には，T 波の陰性化が出現する．

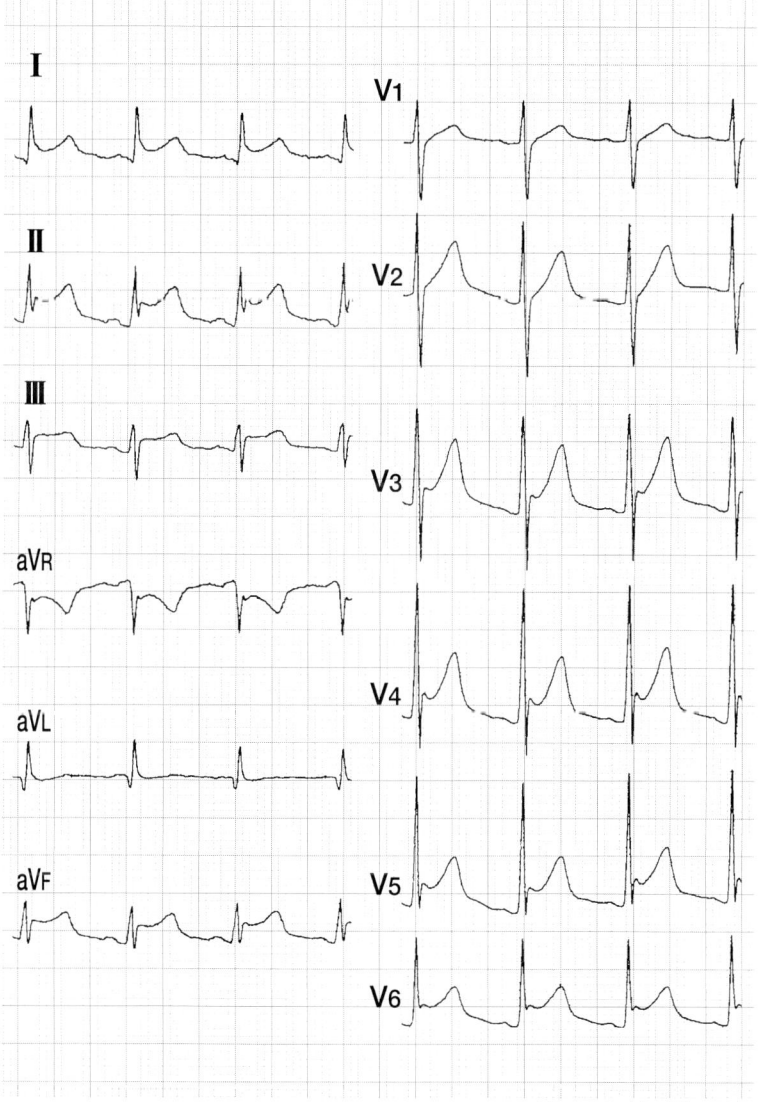

10 mm/mV 25 mm/s

各論 4：ST上昇

急性心筋炎

checkpoint
- ☑ 上昇度，形態をチェックする
- ☑ ST上昇はJ点で0.1mV以上
  （V1, V2誘導では，0.2mV以上の上昇が有意な所見である）

判読のポイント

- 急性心筋炎で認められる心電図変化は多彩で，ST-T変化，QRS異常，伝導障害，種々の不整脈がある．
- ST-T変化は，ST上昇，ST下降，T波陰性など多彩である．
- QRSでは，R波減高，異常Q波，低電位差をみる．
- 房室ブロック，心室内伝導障害をきたす．
- 以下の例（図63）では，Ⅰ，Ⅱ，Ⅲ，aVF，V2〜V6誘導においてST上昇，Ⅰ，Ⅱ，Ⅲ，aVL，V3〜V6誘導において，陰性T波，二相性T波を認める．

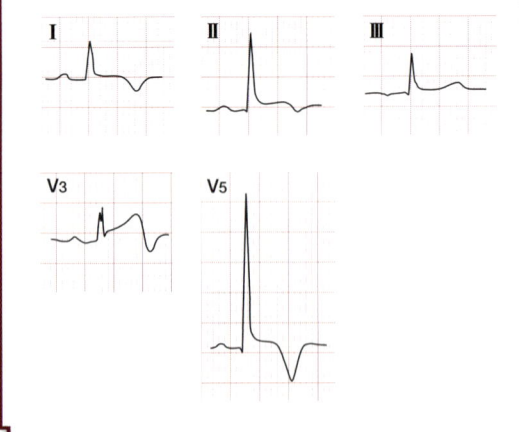

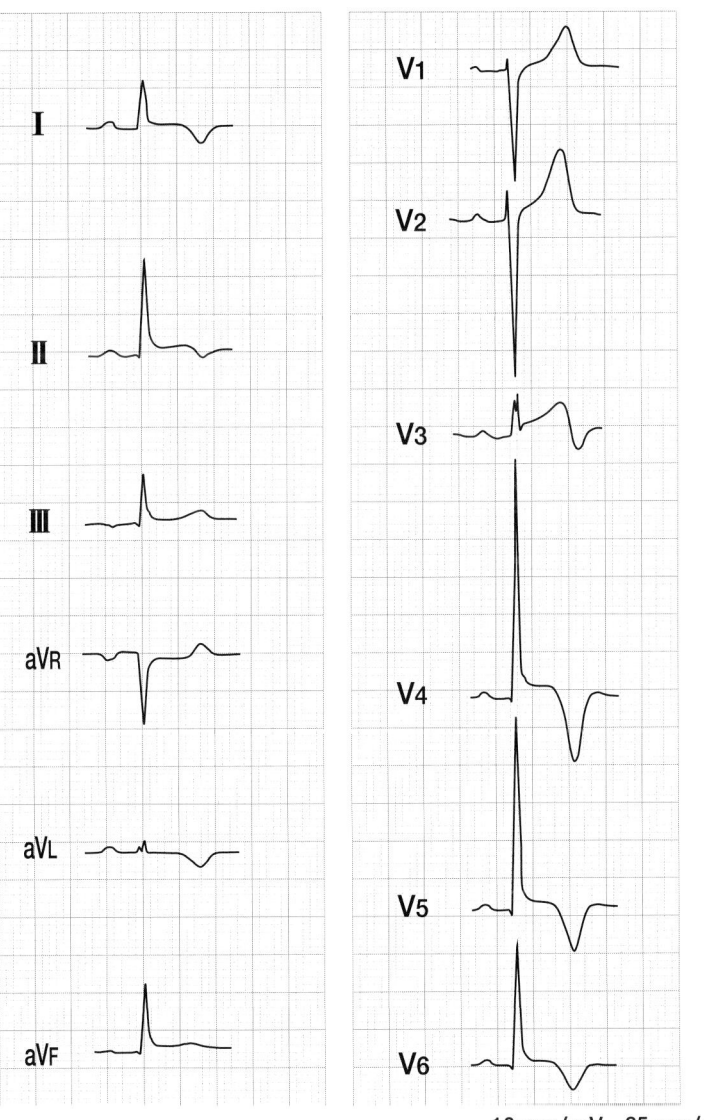

10 mm/mV 25 mm/s

各論4：ST上昇

Brugada型心電図 (Brugada症候群)

checkpoint
- ☑ 上昇度，形態をチェックする
- ☑ ST上昇はJ点で0.1mV以上
  （V1,V2誘導では，0.2mV以上の上昇が有意な所見である）

判読のポイント
- 不完全または完全右脚ブロック型を示す．
- 右側胸部誘導（V1～V3誘導）でのST上昇を認める．
- ST上昇は，coved型あるいはsaddle back型を示す．
- Brugada症候群ではBrugada型心電図を示し，失神発作，多形性心室頻拍，心室細動をきたす．

米国，欧州Heart Rhythm学会によるBrugada症候群の心電図分類

Type 1
J点が2mm以上上昇，coved型ST上昇

Type 2
2mm以上のsaddle back型ST上昇

Type 3
2mm未満のsaddle back型ST上昇

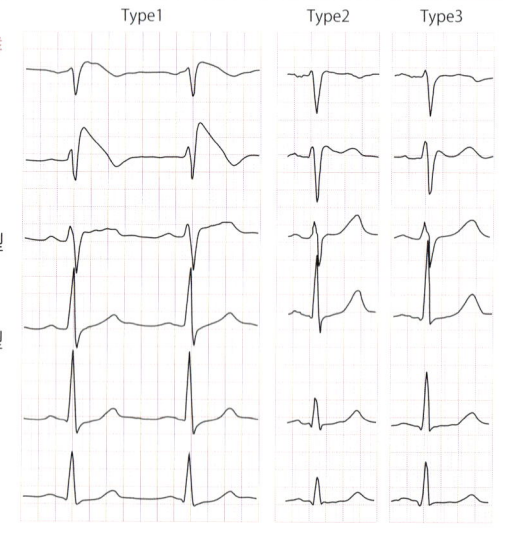

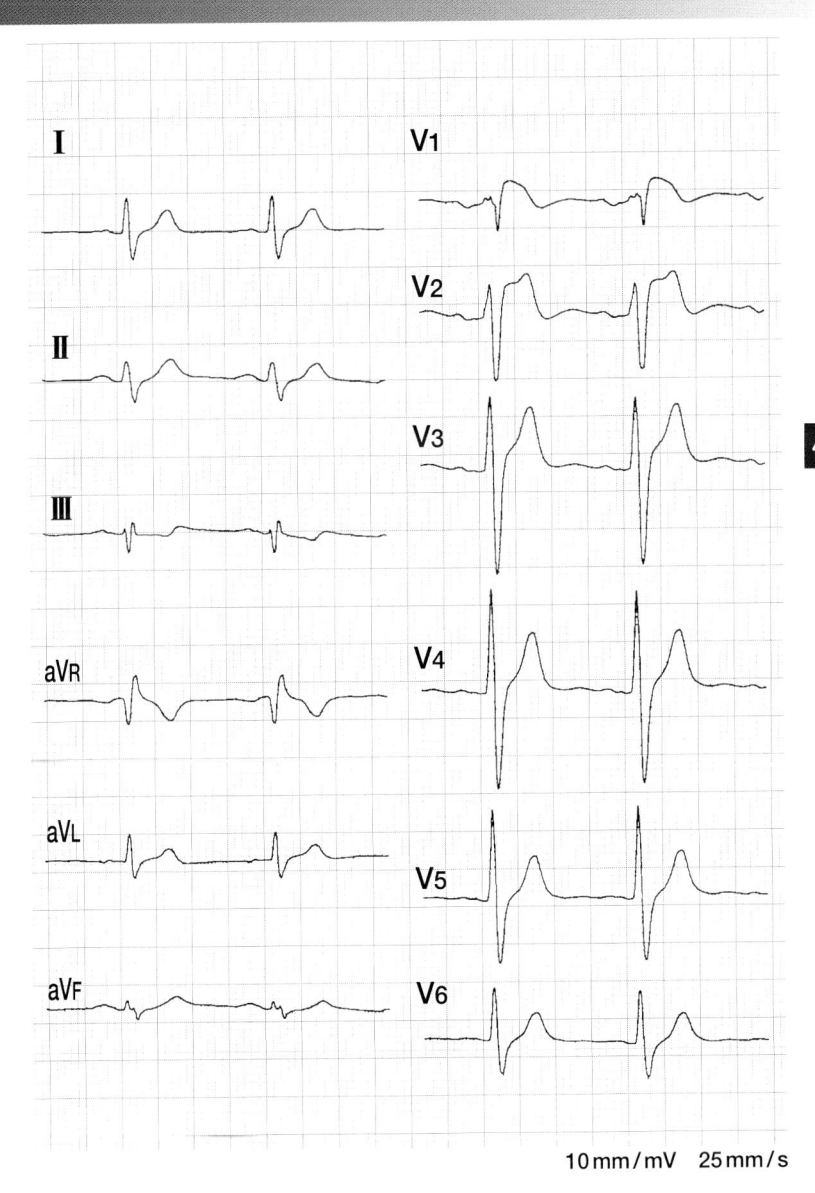

10 mm/mV 25 mm/s

各論 4：ST上昇

早期再分極症候群

checkpoint
- ☑ 上昇度, 形態をチェックする
- ☑ ST上昇はJ点で0.1mV以上
  （V1,V2誘導では0.2mV以上の上昇が有意な所見である）

判読のポイント

- 上方に凹型ST上昇, T波増高を示す.
- J波を認める.
- 若年男性に認められる場合が多い.
- 病的意義のない場合, 一方では下壁誘導で認める場合には, 不整脈死のリスクが高いという報告がある.

■ J波, ST上昇, T波増高

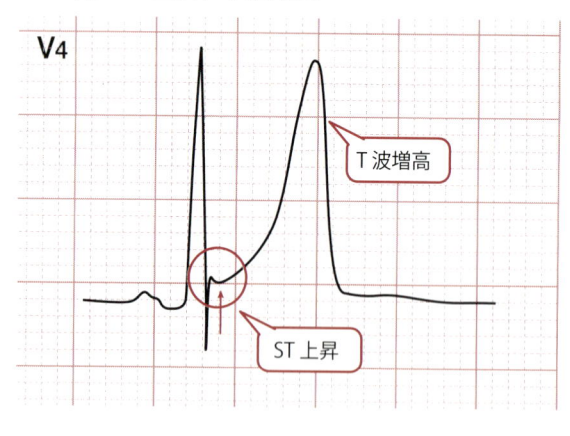

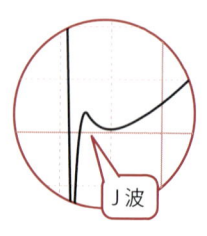

V4

T波増高

ST上昇

J波

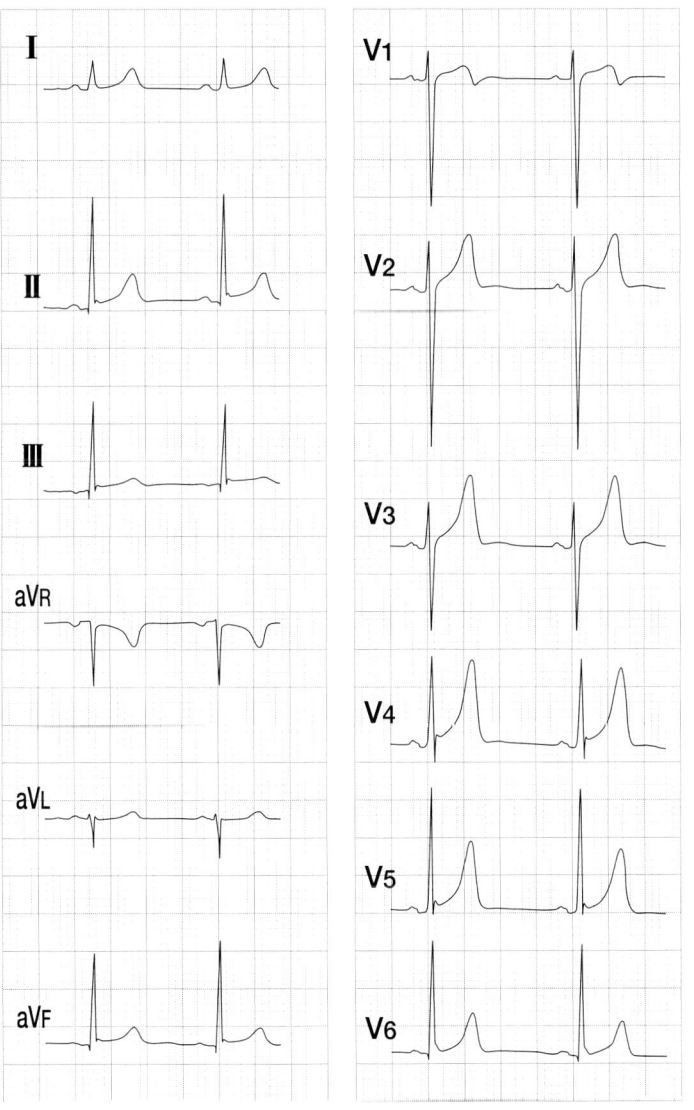

10 mm/mV 25 mm/s

5：ST下降 -T波変化

ST下降，陰性T波の有無をチェックする

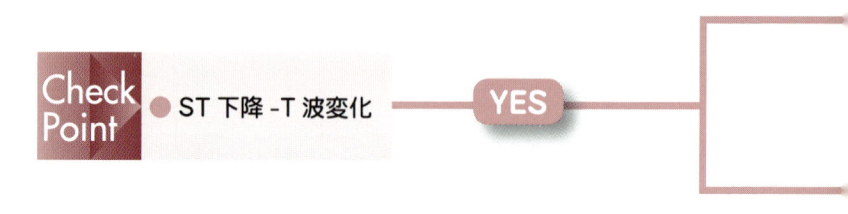

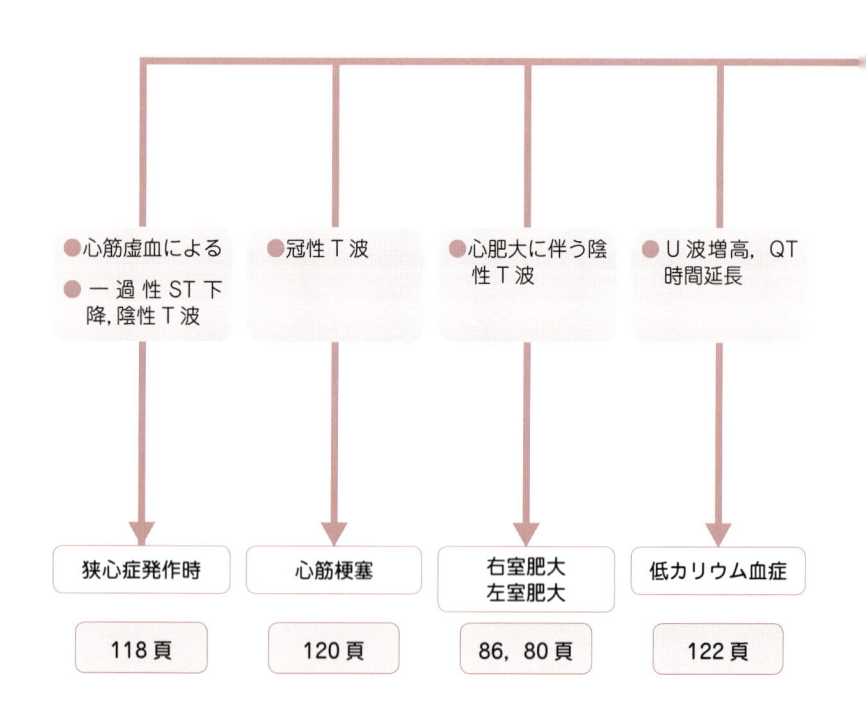

Check Point ● ST下降 -T波変化 → **YES**

- ● 心筋虚血による
- ● 一過性ST下降, 陰性T波

- ● 冠性T波

- ● 心肥大に伴う陰性T波

- ● U波増高, QT時間延長

狭心症発作時	心筋梗塞	右室肥大 左室肥大	低カリウム血症
118頁	120頁	86, 80頁	122頁

- aVR誘導の陰性T波
- Ⅲ, aVL, aVF, V1, V2誘導の陰性T波
- 若年者のV1, V2, V3誘導の陰性T波

→ 正常範囲

- Ⅰ, Ⅱ, aVL, V3〜V6誘導のST下降, 陰性T波

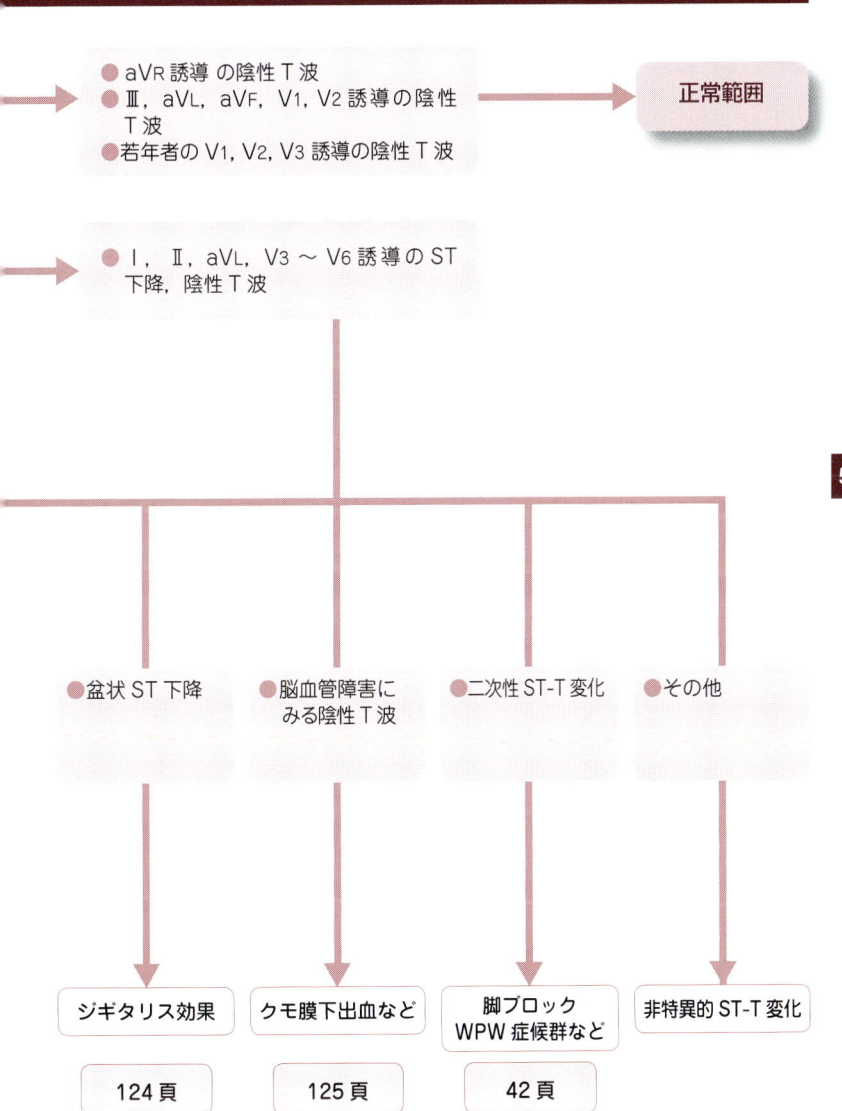

盆状ST下降	脳血管障害にみる陰性T波	二次性ST-T変化	その他
ジギタリス効果	クモ膜下出血など	脚ブロック WPW症候群など	非特異的ST-T変化
124頁	125頁	42頁	

各論 5：ST下降-T波変化

狭心症

checkpoint
☑ ST下降，陰性T波，平坦T波の有無をチェックする

判読のポイント

- 心筋虚血による一過性ST下降，陰性T波を認める．
- 心筋虚血に伴うST下降は，心内膜下の心筋虚血を示す．

労作性狭心症（運動負荷心電図）（右図）
- 運動負荷により，Ⅰ，Ⅱ，Ⅲ，aVF, V2〜V6誘導にてST下降，aVR誘導にてST上昇を認める．
- aVR誘導でのST上昇は，左冠動脈主幹部病変，3枝病変の存在を考慮する．

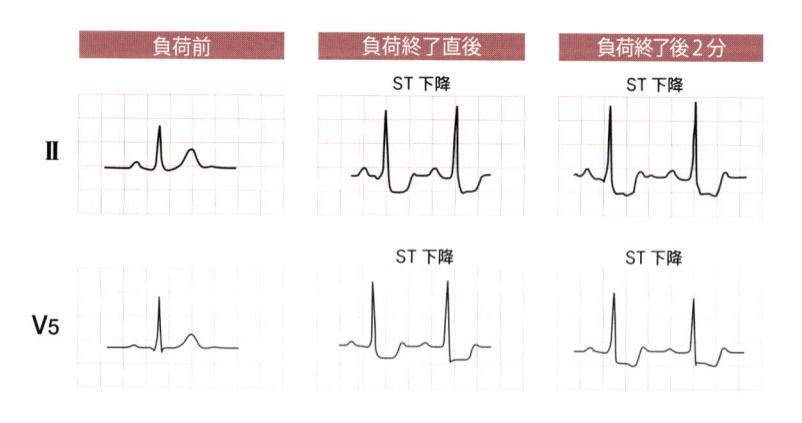

	負荷前	負荷終了直後	負荷終了後2分
Ⅱ		ST下降	ST下降
V5		ST下降	ST下降

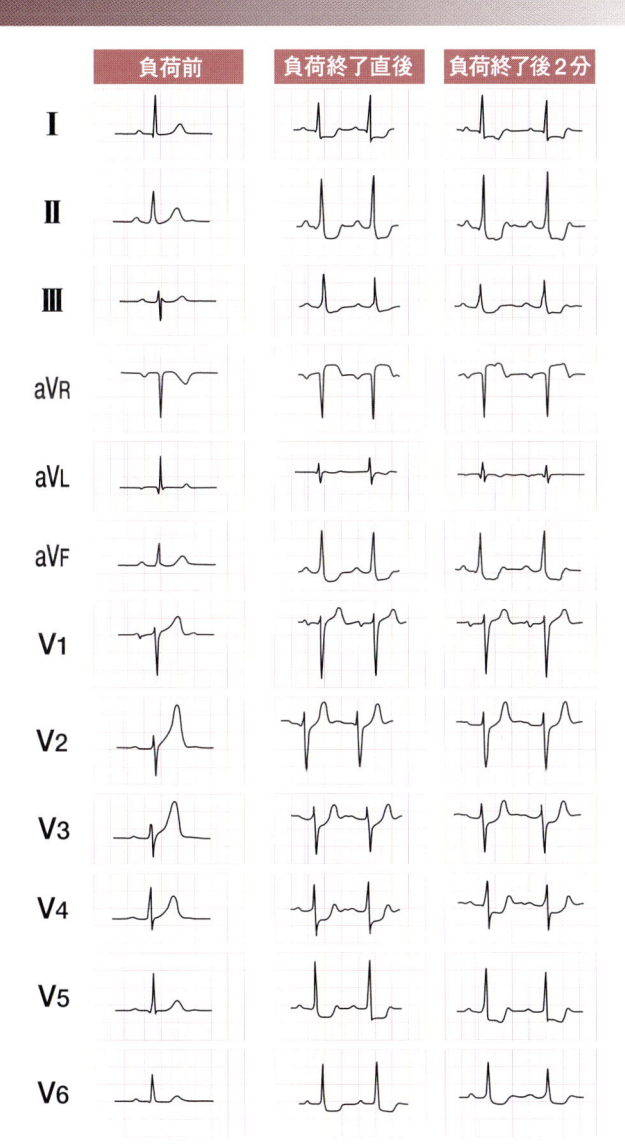

	負荷前	負荷終了直後	負荷終了後2分
I			
II			
III			
aVR			
aVL			
aVF			
V1			
V2			
V3			
V4			
V5			
V6			

10 mm/mV　25 mm/s

各論 5：ST下降-T波変化

心筋梗塞

> **checkpoint**
> ☑ ST下降，陰性T波，平坦T波の有無をチェックする

判読のポイント

心筋梗塞
- ST上昇型，非ST上昇型心筋梗塞において，冠性T波を認める．

急性心筋梗塞（非ST上昇型）

I，aVL，V1〜V5誘導にて陰性T波，二相性T波を認める．

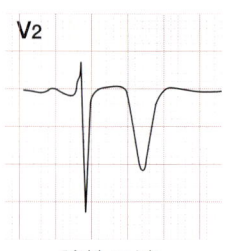

陰性T波 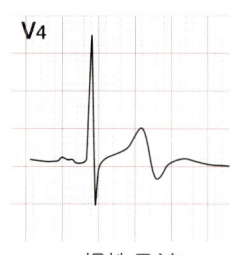　　　　二相性T波

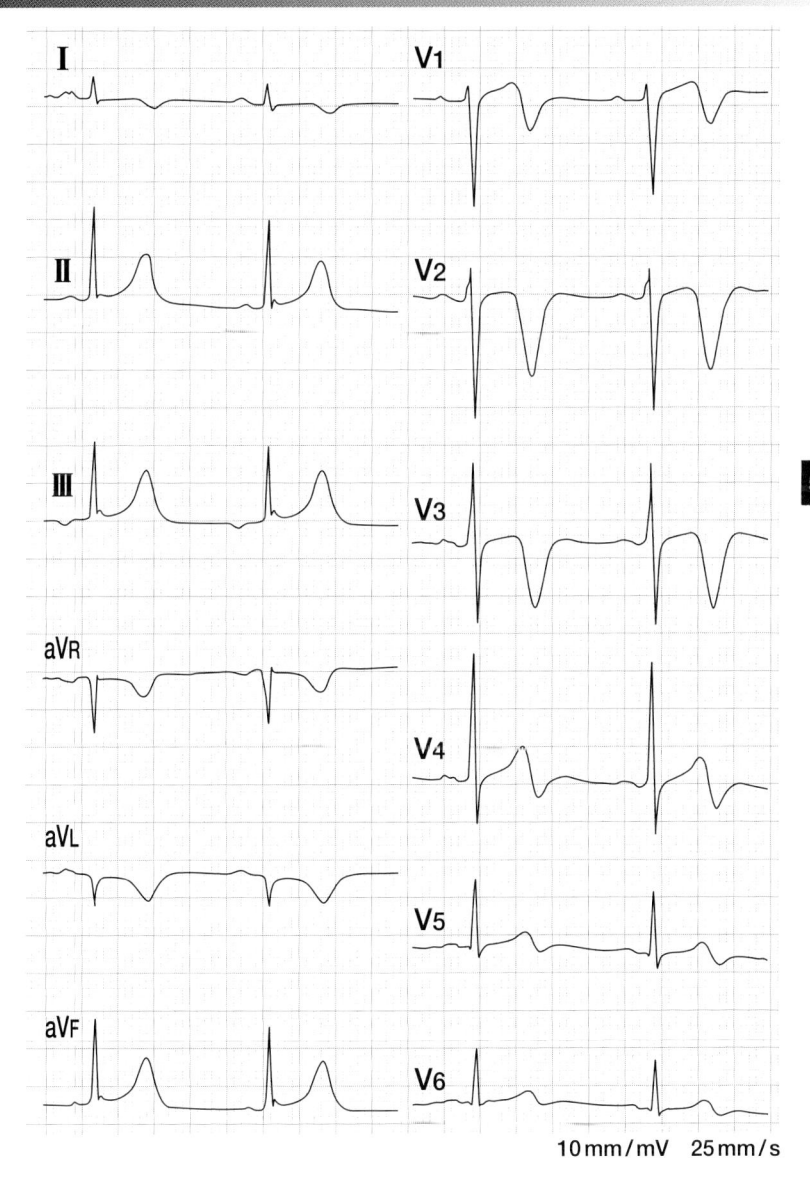

I	V1
II	V2
III	V3
aVR	V4
aVL	V5
aVF	V6

10 mm/mV 25 mm/s

各論5：ST下降-T波変化

低カリウム血症

> **checkpoint**
> ☑ ST下降，陰性T波，平坦T波の有無をチェックする

判読のポイント

- U波の増高，ST下降，T波の平坦化，陰性化を認める．
- QT時間の延長（QTU延長）をみる．

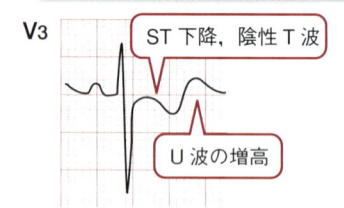

V3
ST下降，陰性T波
U波の増高

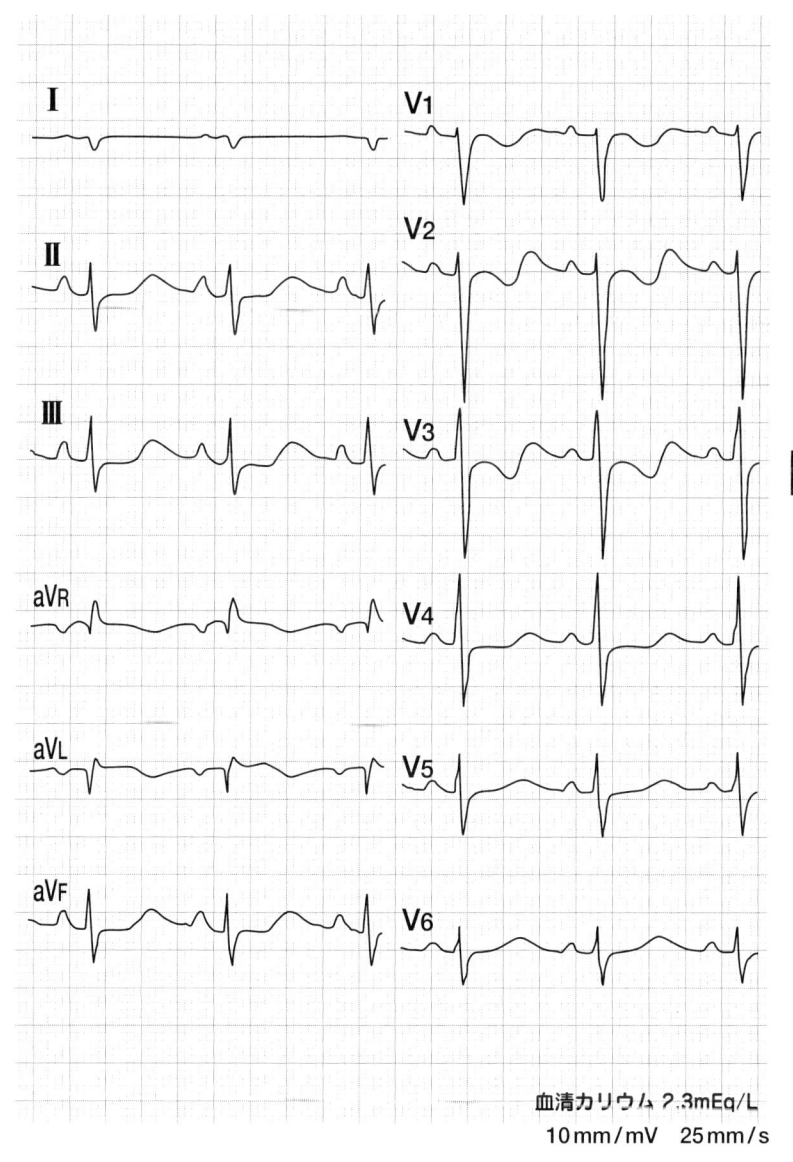

I	V1
II	V2
III	V3
aVR	V4
aVL	V5
aVF	V6

血清カリウム 2.3mEq/L
10mm/mV　25mm/s

各論 5：ST下降-T波変化

ジギタリス効果

checkpoint
☑ ST下降，陰性T波，平坦T波の有無をチェックする

判読のポイント

● 盆状ST下降を認める．

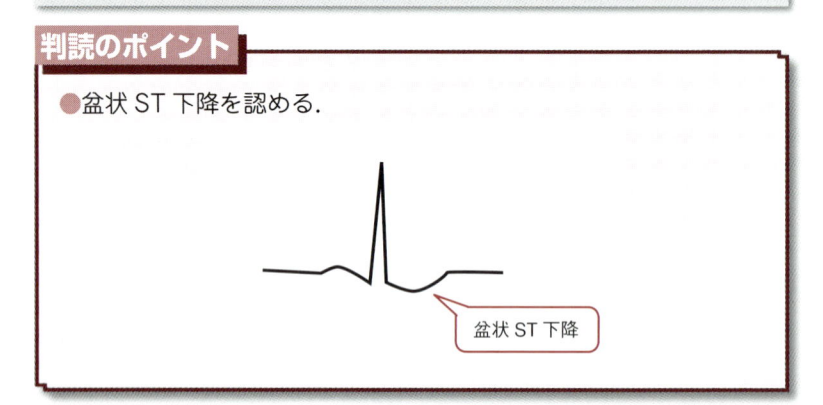

盆状ST下降

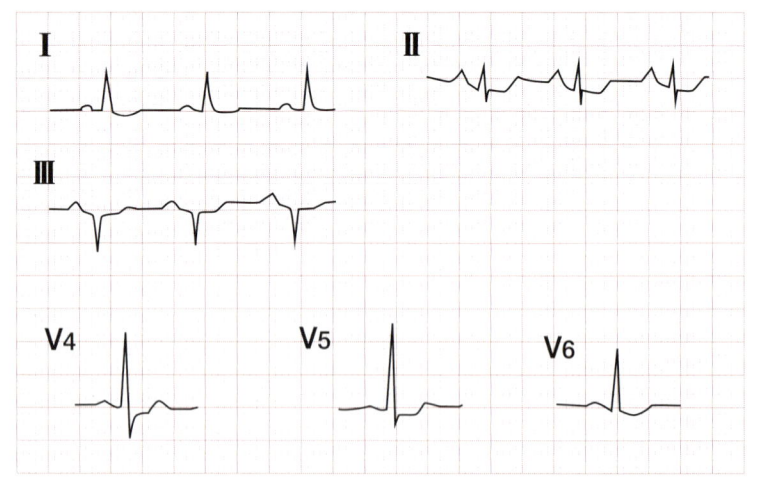

その他の ST 下降 -T 波変化

checkpoint
☑ ST 下降, 陰性 T 波, 平坦 T 波の有無をチェックする

判読のポイント

右室肥大, 左室肥大

右室肥大 (**P.86 参照**), 左室肥大 (**P.80 参照**)
- 心肥大に伴う陰性 T 波を認める.

クモ膜下出血など

- 脳血管障害に伴い陰性 T 波をみることがある.

脚ブロック, WPW 症候群

- 心室内伝導障害に伴う心室再分極の変化による二次性 ST-T 変化をみる. (**P.42 参照**)

6：T波が高い

T波の増高の有無をチェックする
正常ではT波高< 1.2 mV　　QRS電位の50%以下

Check Point
- T波増高

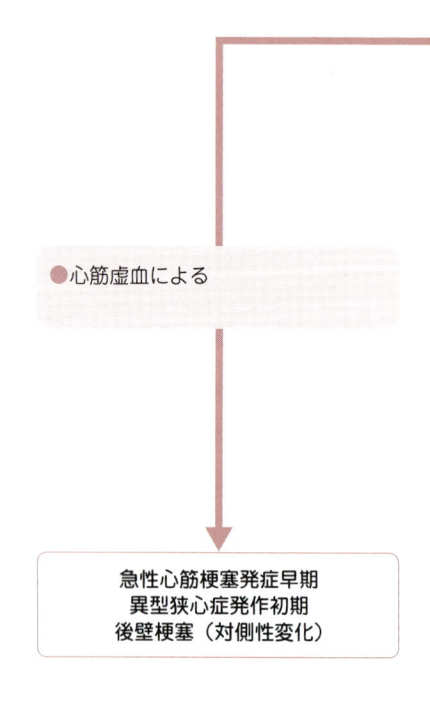

- 心筋虚血による

急性心筋梗塞発症早期
異型狭心症発作初期
後壁梗塞（対側性変化）

YES

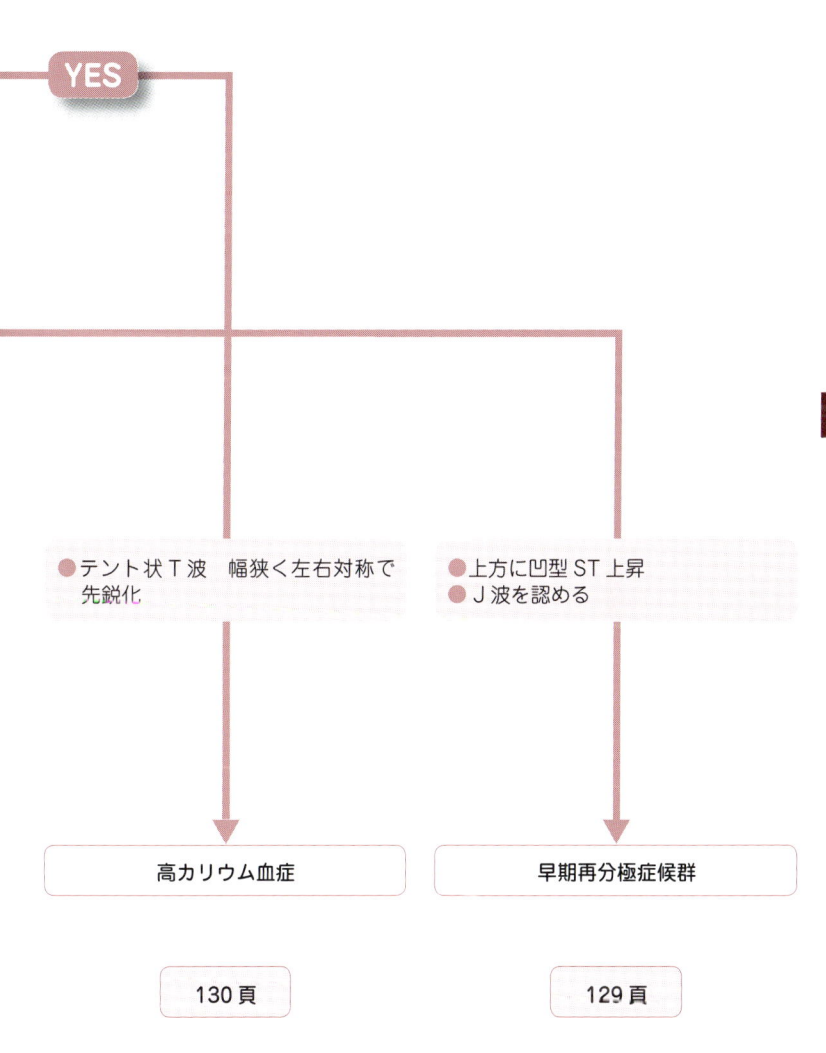

- テント状 T 波　幅狭く左右対称で先鋭化

- 上方に凹型 ST 上昇
- J 波を認める

| 高カリウム血症 | 早期再分極症候群 |

130 頁　　　129 頁

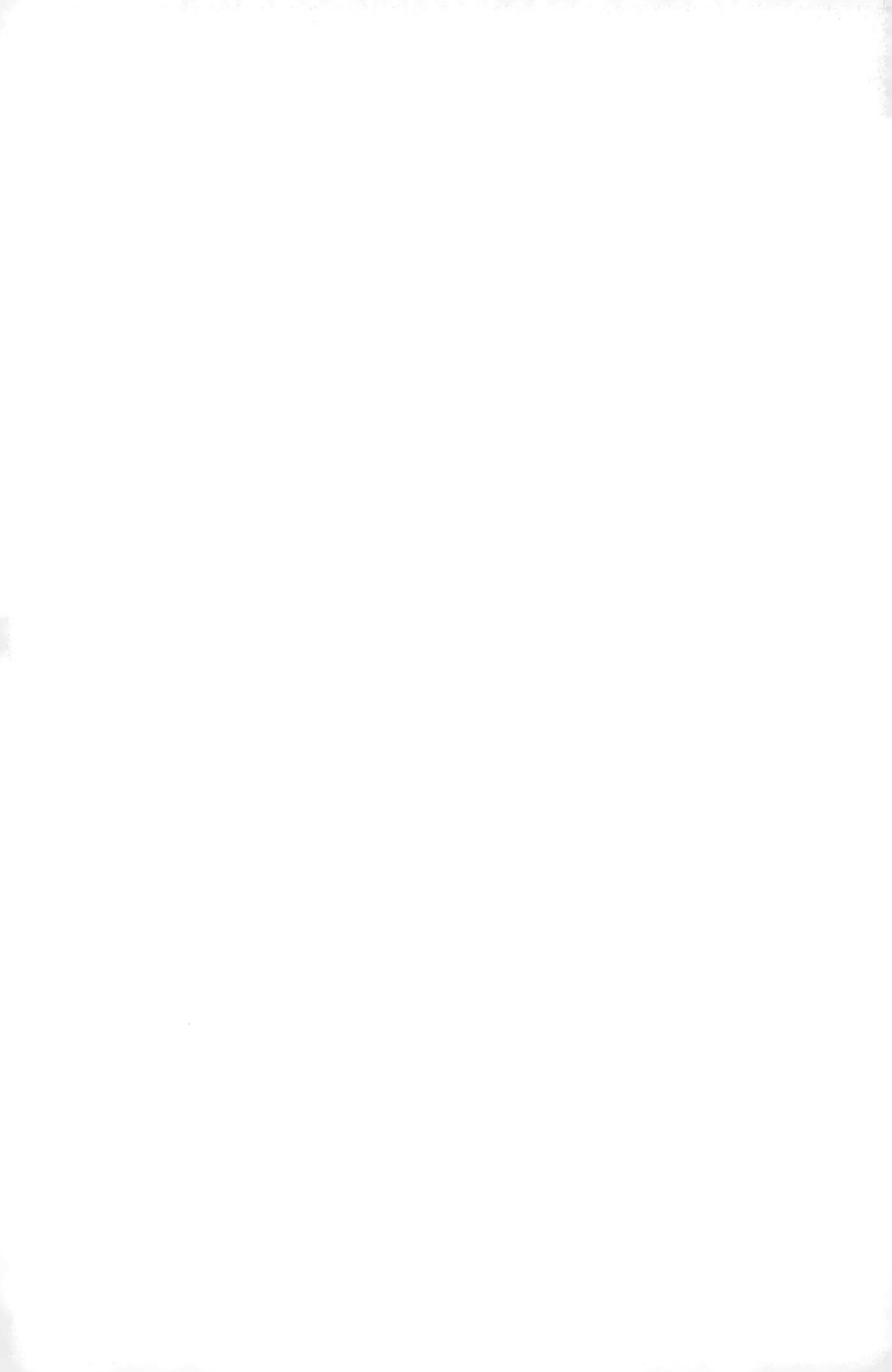

各論 6 : T波が高い

checkpoint
☑ T波増高の有無をチェックする
（正常はT波増高 1.2mV 未満，QRS 電位の 50% 以下である）

心筋虚血に伴うT波増高

判読のポイント

- 心筋虚血の初期変化としてT波増高を認める（異型狭心症発作初期，急性心筋梗塞発症早期）．
- 後壁心筋梗塞で後壁領域の陰性T波の対側性変化としてV1,V2誘導にてT波増高をみる．

早期再分極症候群

判読のポイント

早期再分極症候群（P.114 参照）
- 上方に凹型 ST 上昇，T波増高を示す．
- J波を認める．

各論 6：T波が高い

高カリウム血症

checkpoint
☑ T波増高の有無をチェックする
（正常は，T波増高 1.2mV 未満，QRS電位の 50% 以下である）

判読のポイント

- 幅狭く左右対称で先鋭化したT波（テント状T波）をみる．
- QRS幅延長，PQ時間延長などを示すこともある．

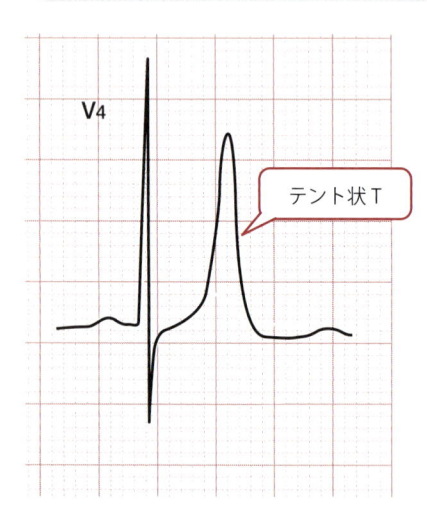

V4

テント状T

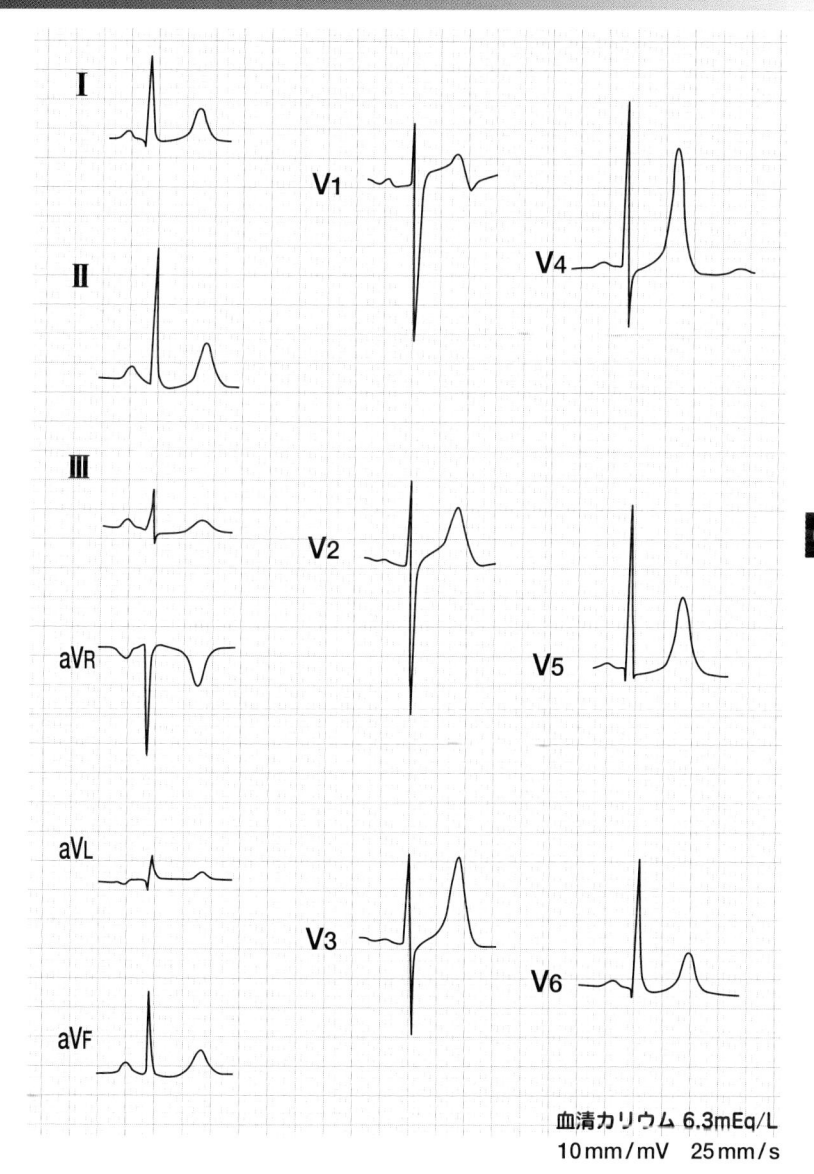

血清カリウム 6.3mEq/L
10mm/mV　25mm/s

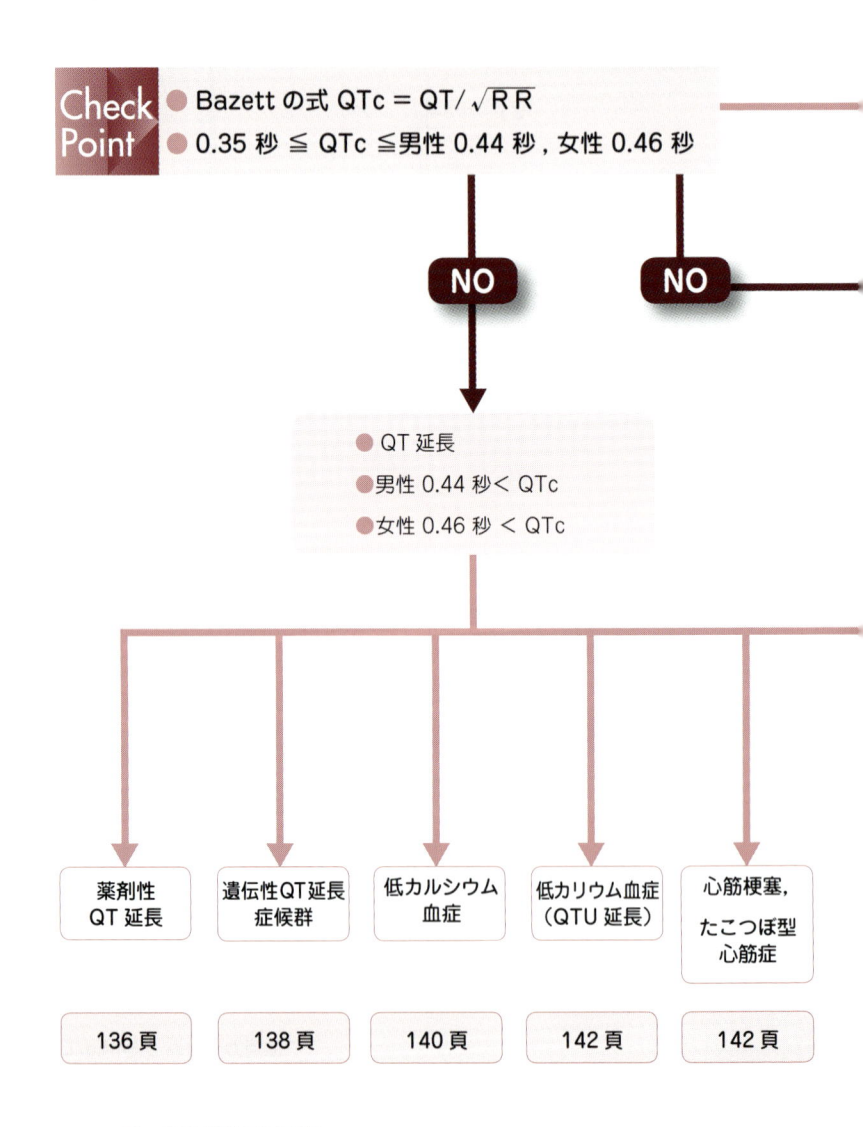

7：QT 時間の異常

QT 時間の延長，短縮をチェックする

Check Point
- Bazett の式 $QTc = QT/\sqrt{RR}$
- 0.35 秒 ≦ QTc ≦ 男性 0.44 秒，女性 0.46 秒

NO →

NO →

- QT 延長
- 男性 0.44 秒 < QTc
- 女性 0.46 秒 < QTc

薬剤性 QT 延長	遺伝性QT延長 症候群	低カルシウム 血症	低カリウム血症 （QTU 延長）	心筋梗塞， たこつぼ型 心筋症
136 頁	138 頁	140 頁	142 頁	142 頁

YES → 正常

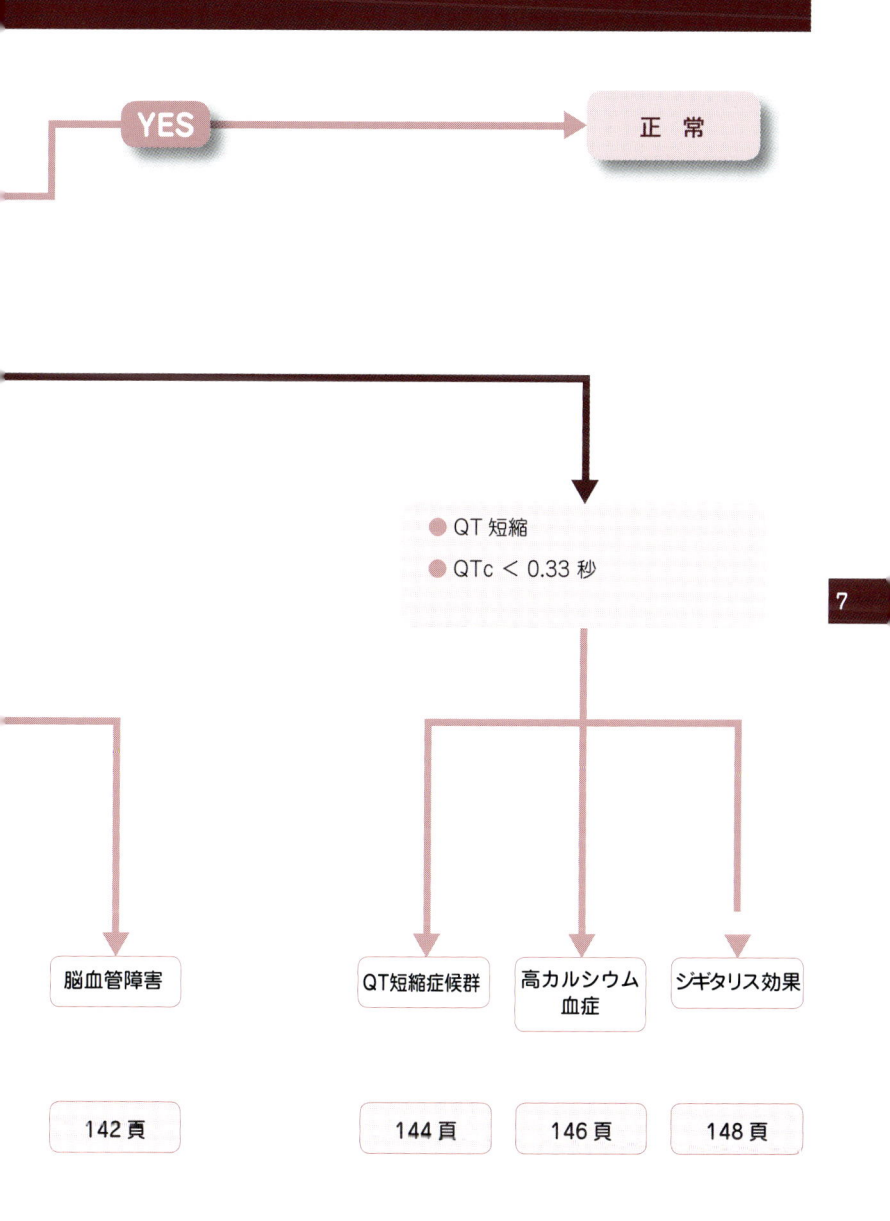

- QT 短縮
- QTc < 0.33 秒

脳血管障害	QT短縮症候群	高カルシウム血症	ジギタリス効果
142頁	144頁	146頁	148頁

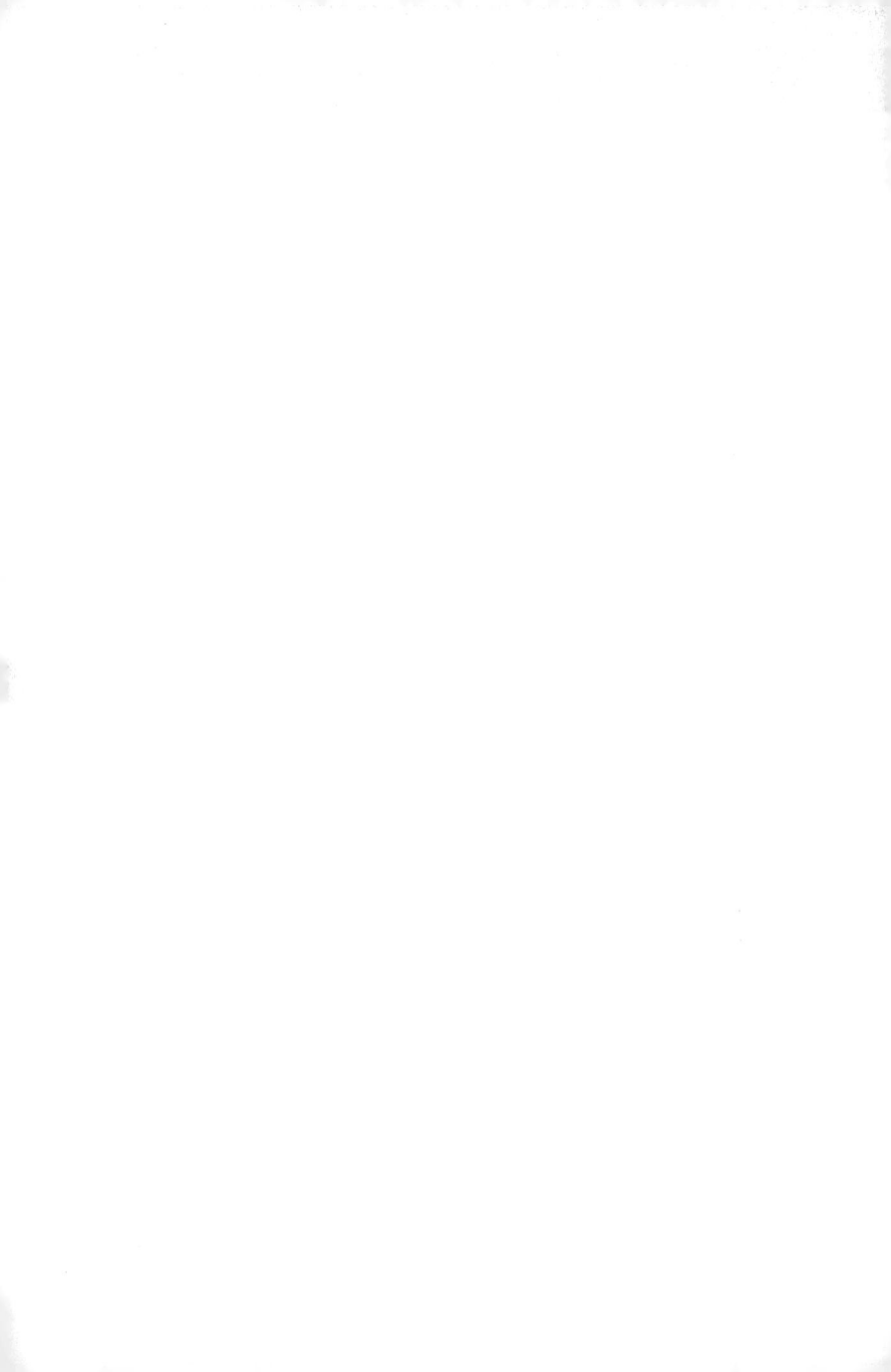

各論 7：QT 時間の異常

QT 時間の測定

checkpoint
- ☑ QT 時間は QRS の始まりから T 波の終わりまでの時間
- ☑ QT 時間は RR 間隔により補正する必要があり，Bazett の式 $QTc = QT/\sqrt{RR}$ により計算する．
- ☑ 正常では 0.35 秒 ≦ QTc ≦男性 0.44 秒（女性 0.46 秒）

QT 延長
- ☑ 男性 0.44 秒＜ QTc，女性 0.46 秒＜ QTc
- ☑ QT 延長に伴い受功期が延長し，多形性心室頻拍，torsade de pointes（Tdp）の原因となる．

QT 短縮
- ☑ QTc＜ 0.33 秒の場合

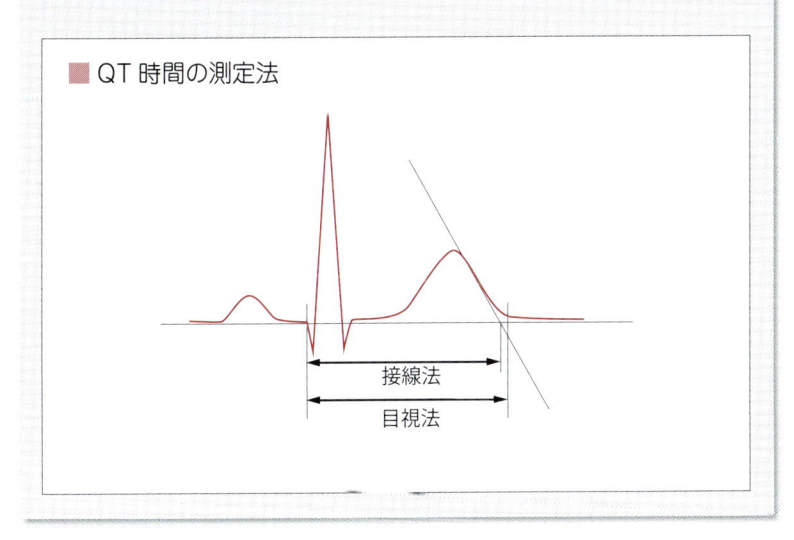

■ QT 時間の測定法

接線法
目視法

各論 7-1：QT 時間の異常（延長）

薬剤性 QT 延長

checkpoint
- ☑ QT 時間の延長，短縮をチェックする
- ☑ QT 延長：男性 0.44 秒 < QTc, 女性 0.46 秒 < QTc
- ☑ QT 延長に伴い受攻期が延長し，多形性心室頻拍，torsade de pointes（Tdp）の原因となる．

判読のポイント

- 抗不整脈薬（Ia, Ⅲ群），抗ヒスタミン薬，マクロライド系抗生物質，向精神薬などが原因となる．

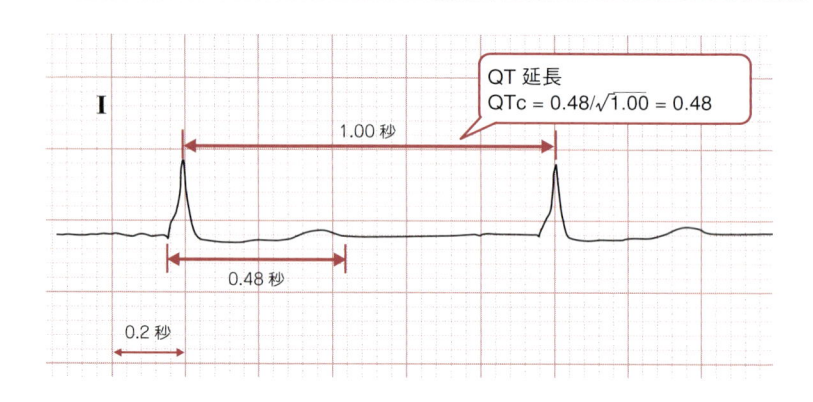

QT 延長
$QTc = 0.48/\sqrt{1.00} = 0.48$

1.00 秒

0.48 秒

0.2 秒

7-1

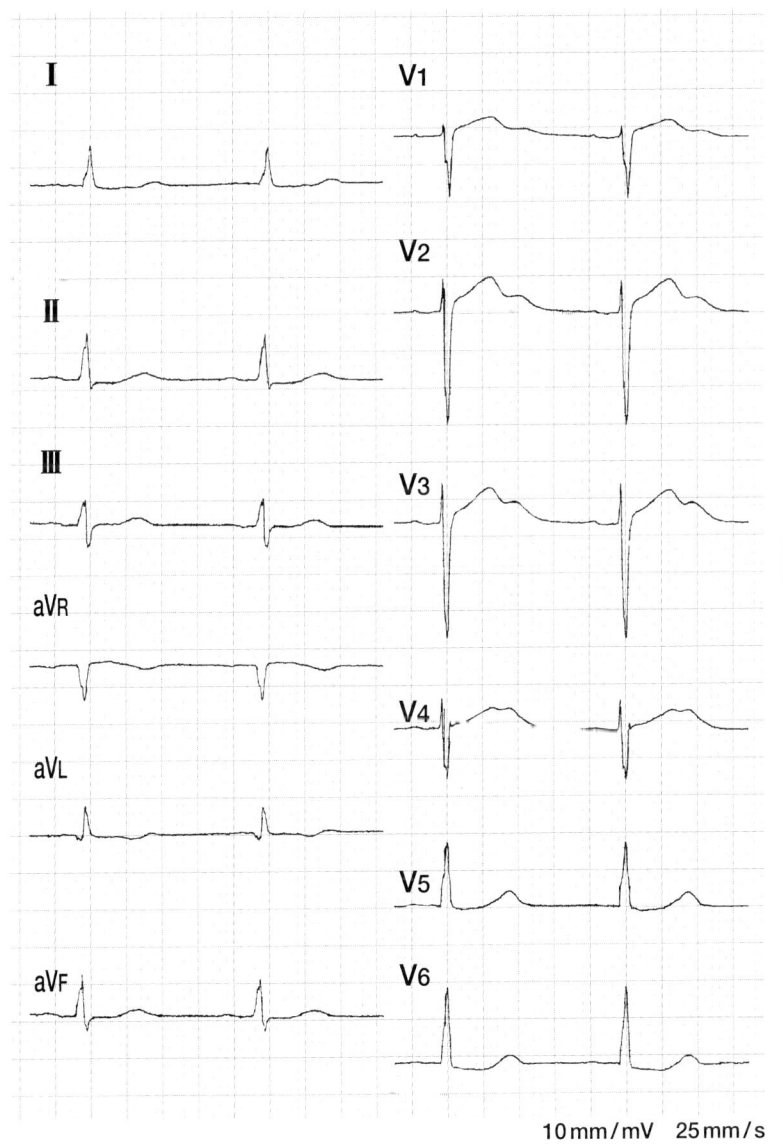

遺伝性 QT 延長症候群

checkpoint
- ☑ QT 時間の延長，短縮をチェックする
- ☑ QT 延長：男性 0.44 秒 < QTc, 女性 0.46 秒 < QTc
- ☑ QT 延長に伴い受攻期が延長し，多形性心室頻拍，torsade de pointes（Tdp）の原因となる．

判読のポイント
- 遺伝子異常に伴うイオンチャネルの異常による QT 時間の延長を示す．
- torsade de pointes(Tdp) による失神，突然死の危険がある．

■ イオンチャネル異常により，心室筋活動電位プラトー相の外向き電流が減少（K チャネル機能低下）するか，内向き電流が増加する（Na チャネル機能亢進）することにより，活動電位持続時間が延長し，QT 延長をきたす．

10mm/mV 25mm/s

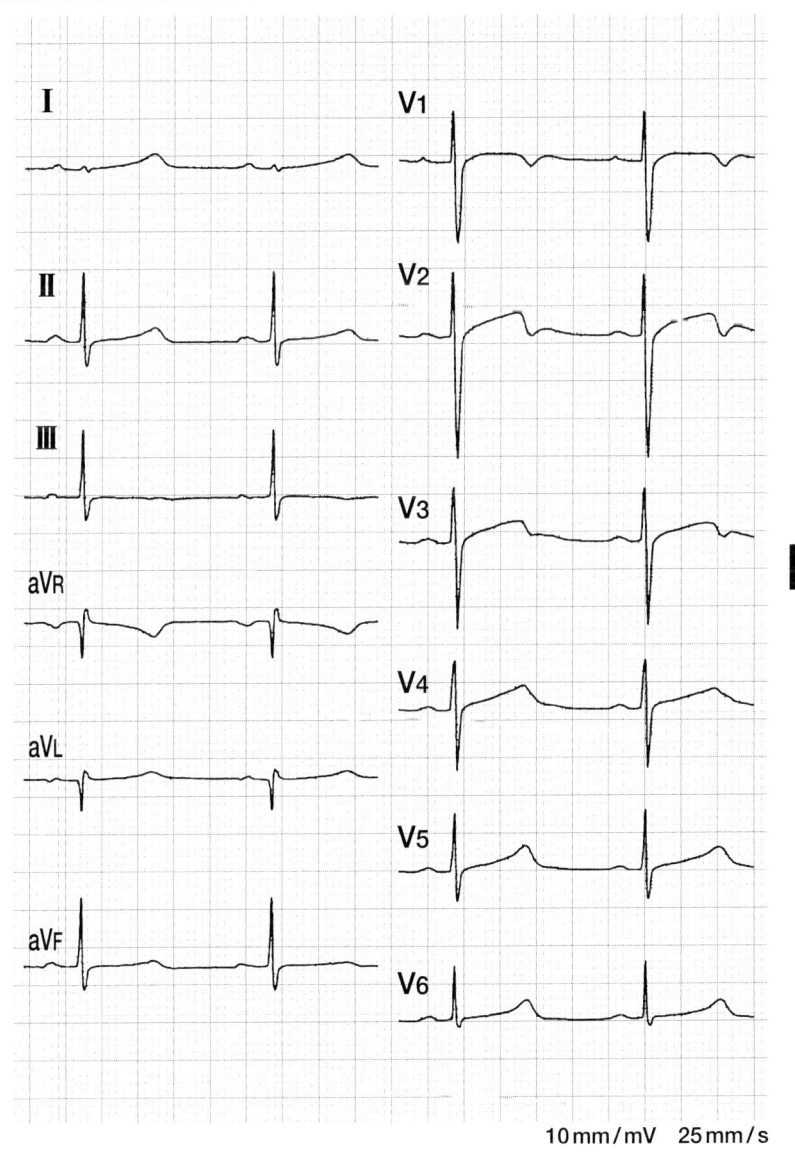

低カルシウム血症

checkpoint
- QT 時間の延長，短縮をチェックする
- QT 延長：男性 0.44 秒 < QTc, 女性 0.46 秒 < QTc
- QT 延長に伴い受攻期が延長し，多形性心室頻拍，torsade de pointes (Tdp) の原因となる．

判読のポイント

- 血清カルシウム濃度と QT 時間は負相関を示す

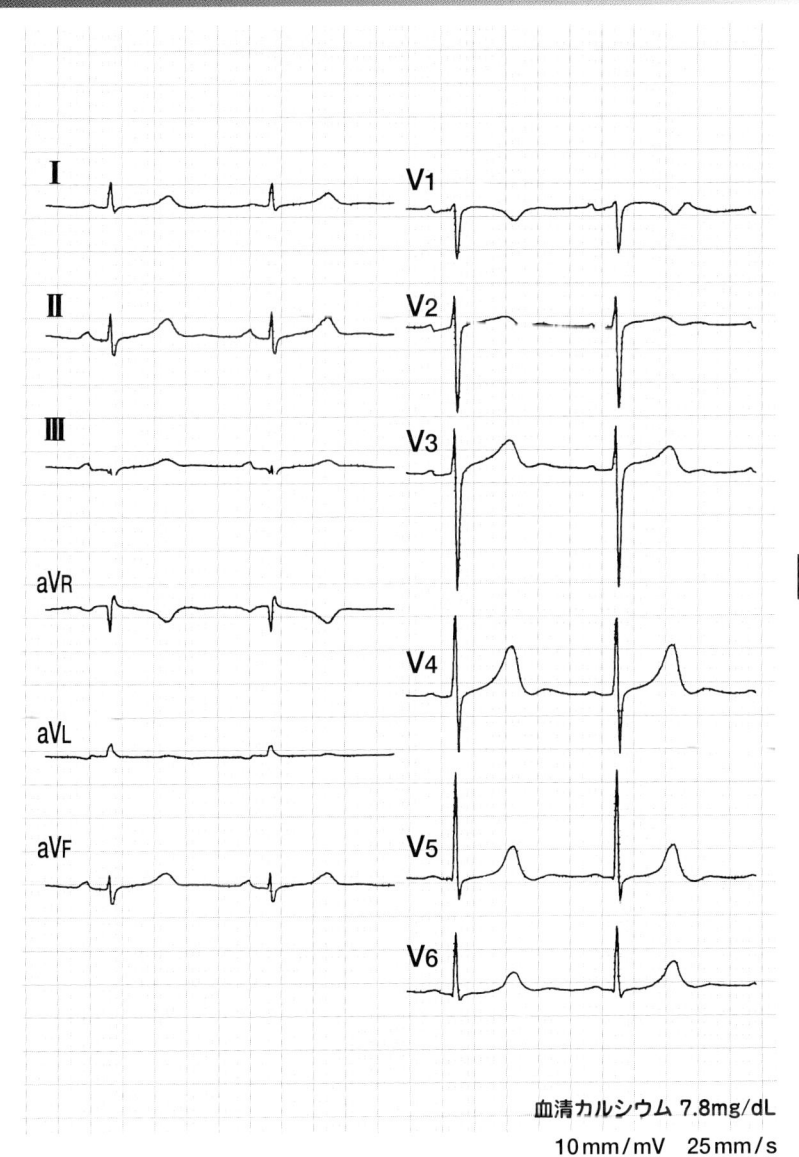

血清カルシウム 7.8mg/dL

10mm/mV　25mm/s

その他の QT 時間の延長

> **checkpoint**
> - ☑ QT 時間の延長,短縮をチェックする
> - ☑ QT 延長:男性 0.44 秒 < QTc,女性 0.46 秒 < QTc
> - ☑ QT 延長に伴い受攻期が延長し多形性心室頻拍,torsade de pointes(Tdp)の原因となる.

判読のポイント

低カリウム血症

低カリウム血症（P.122）
- U波の増高，T波の平坦化，陰性化を認める．
- QT時間の延長（QTU延長）をみる．

心筋梗塞と類縁疾患

- 心筋梗塞，たこつぼ心筋症などで，陰性T波とQT延長を認める．

脳血管障害

- クモ膜下出血などで，陰性T波とQT延長をみることがある．

QT短縮症候群

> **checkpoint**
> ☑ QT時間の延長，短縮をチェックする
> ☑ QT短縮　QTc < 0.33秒の場合

判読のポイント

- QT時間の短縮（QTcで0.3〜0.32秒以下）にVFや心房細動などの頻脈性不整脈を合併する症候群で遺伝子変異を伴う．

QT 短縮
$QTc = 0.24 / \sqrt{0.64} = 0.30$

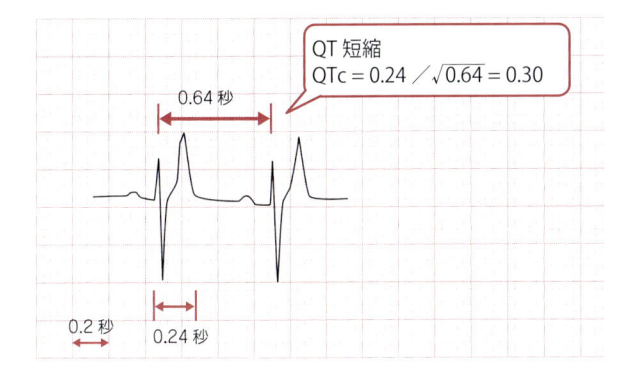

0.64 秒

0.2 秒   0.24 秒

各論 7-2：QT 時間の異常（短縮）

高カルシウム血症

checkpoint
- ☑ QT 時間の延長，短縮をチェックする
- ☑ QT 短縮　QTc < 0.33 秒の場合

判読のポイント

- 血清カルシウム濃度と QT 時間は負の相関を示す．

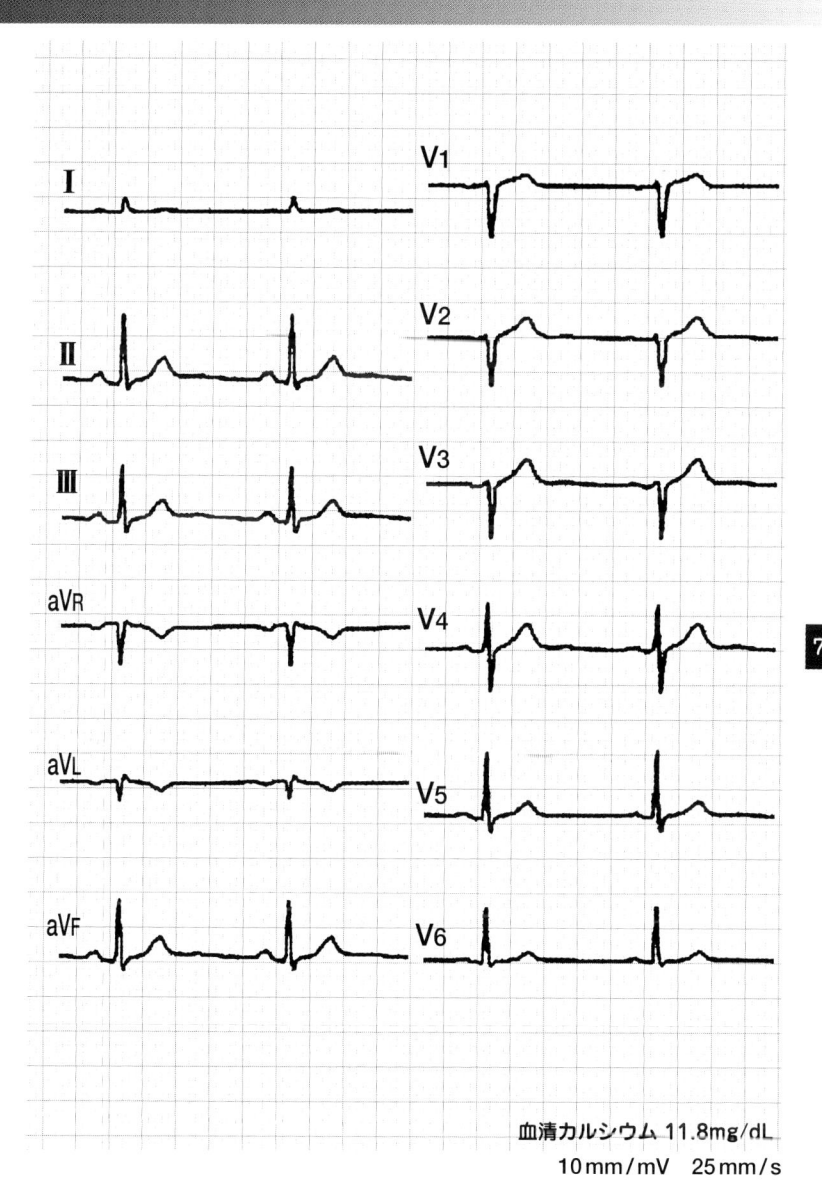

血清カルシウム 11.8mg/dL
10mm/mV　25mm/s

各 論 7-2：QT 時間の異常（短縮）

ジギタリス効果

checkpoint
- ☑ QT 時間の延長，短縮をチェックする
- ☑ QT 短縮　QTc < 0.33 秒の場合

判読のポイント

- ジギタリス製剤の使用により出現する所見である．
- QT 時間の短縮，ST 下降（盆状下降），T 波の平坦化や陰性化などが認められる．
- P.124 参照

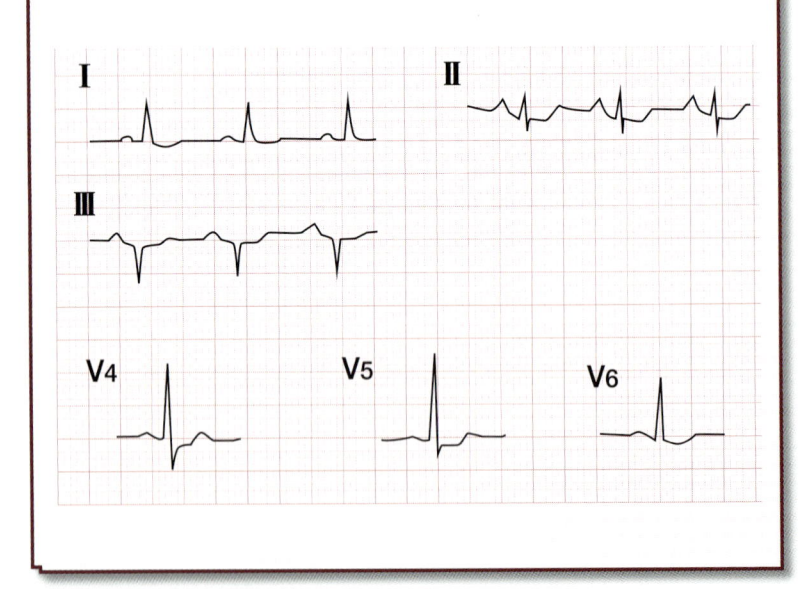

8：U波の異常

U波の増高，陰性化の有無をチェックする

Check Point
- 正常では，U波は陽性（aVR誘導以外）
- U波高は，T波高の5〜50%

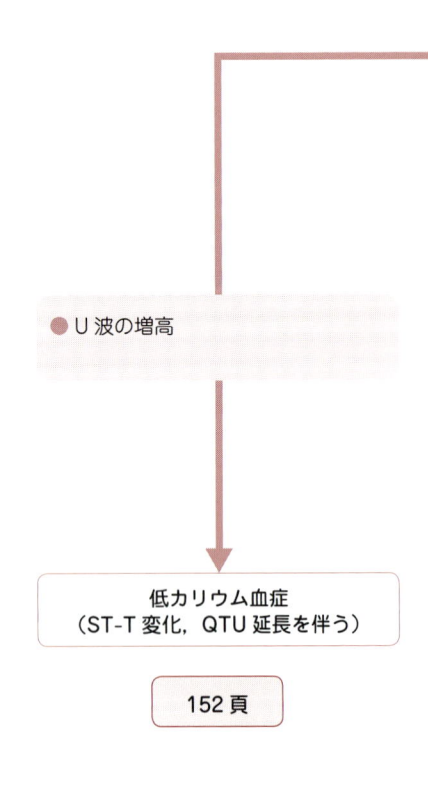

● U波の増高

↓

低カリウム血症
(ST-T変化，QTU延長を伴う)

152頁

YES

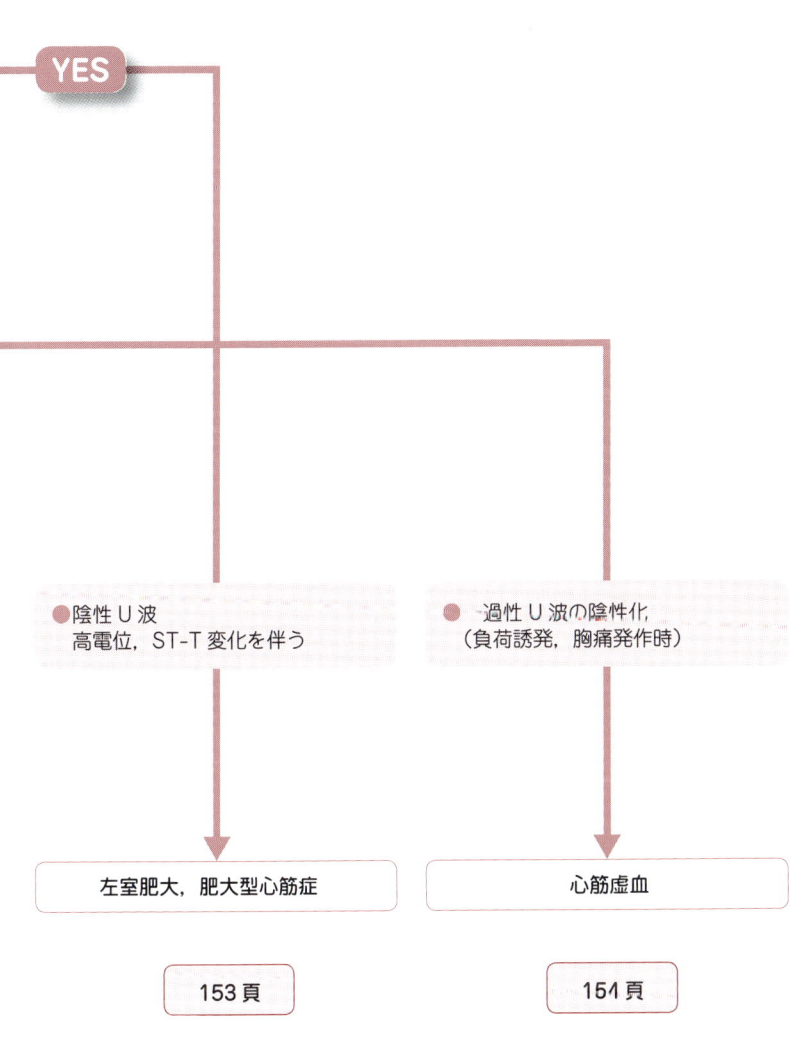

- 陰性U波
  高電位，ST-T変化を伴う

- 一過性U波の陰性化
  （負荷誘発，胸痛発作時）

左室肥大，肥大型心筋症 → 153頁

心筋虚血 → 154頁

各 論8：U波の異常

U波増高

checkpoint
☑ U波の増高，陰性化の有無をチェックする

判読のポイント

- 低カリウム血症ではU波増高，ST-T変化，QT時間の延長を認める（下図参照）

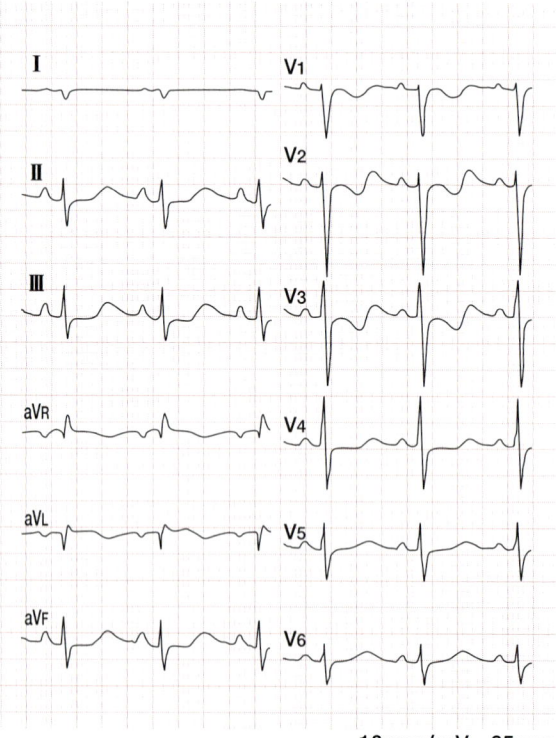

10 mm/mV　25 mm/s

陰性 U 波

checkpoint
☑ U 波の増高，陰性化の有無をチェックする

判読のポイント

- 左室肥大（高血圧性心疾患，肥大型心筋症など）では，高電位，ST-T 変化の他に，陰性 U 波を認める場合がある．
- 陰性 U 波（左室肥大に伴う）（下図参照）

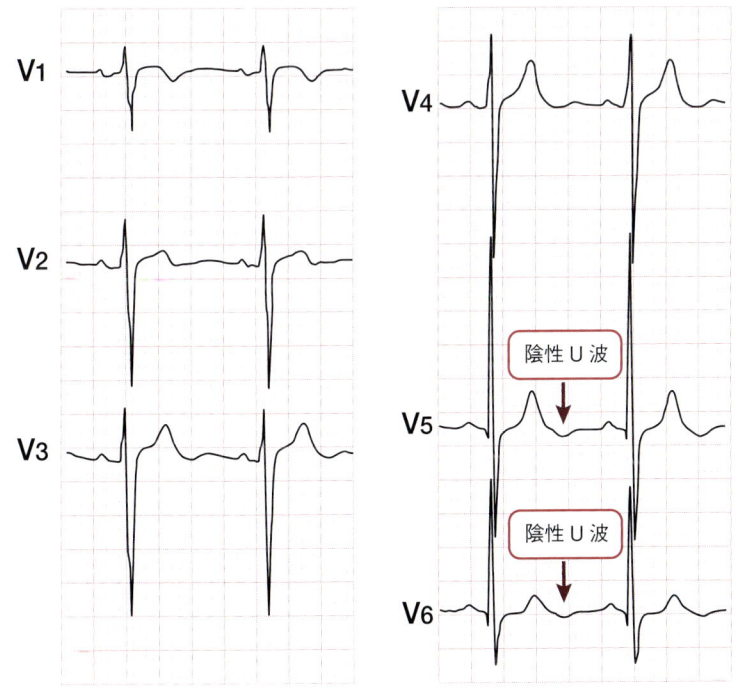

V1

V2

V3

V4

V5　陰性 U 波

V6　陰性 U 波

10 mm/mV　25 mm/s

各 論8：U波の異常

一過性U波の陰性化

checkpoint
☑ U波の増高，陰性化の有無をチェックする

判読のポイント

- 狭心症発作時，運動負荷などで誘発された心筋虚血に伴い，一過性のU波陰性化を認める場合がある．
- 左前下行枝領域の心筋虚血では，左側胸部誘導にて一過性のU波陰性化を認める場合がある．一過性陰性U波（狭心症発作に伴う）

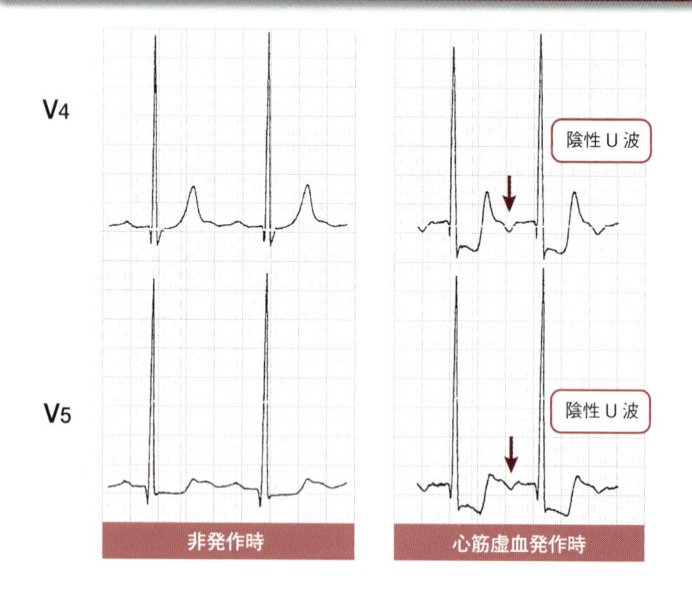

V4

V5

陰性U波

陰性U波

非発作時　　　心筋虚血発作時

9：P波の脱落

P波を欠くRR間隔延長の有無をチェックする

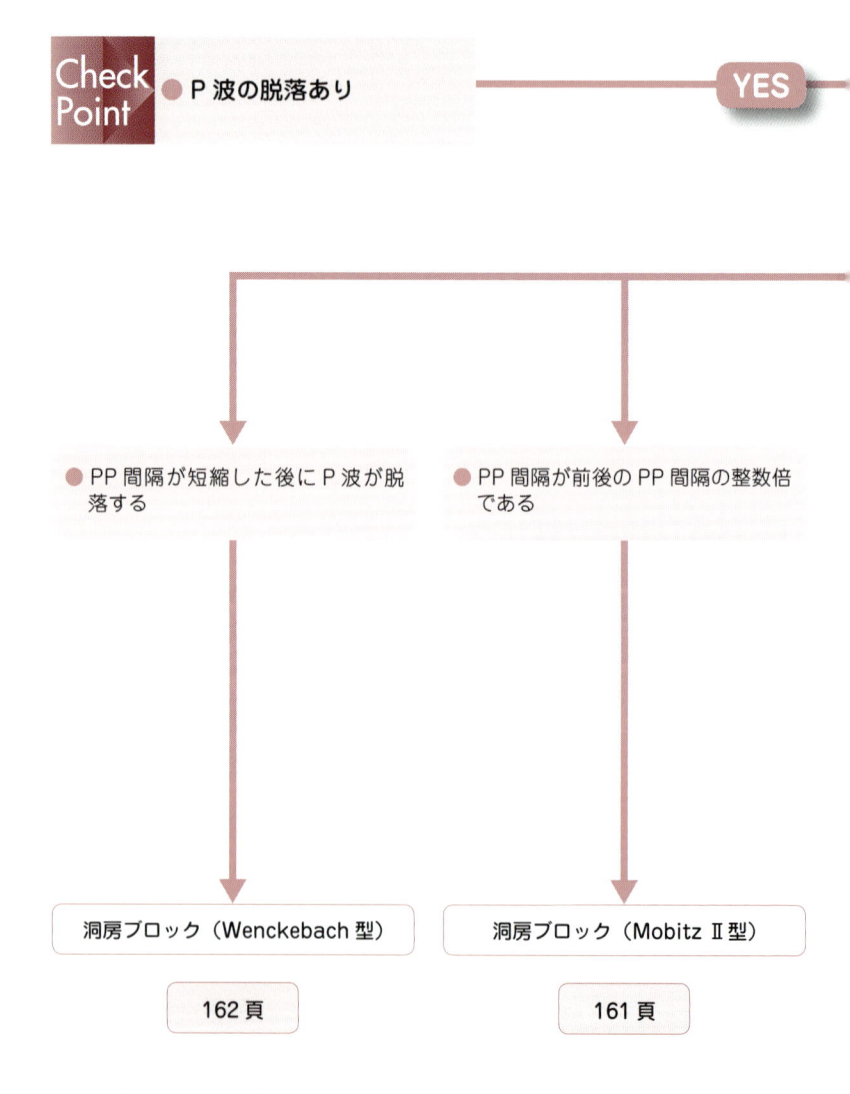

Check Point　● P波の脱落あり　　　　　　　　　　　　　　**YES**

- PP間隔が短縮した後にP波が脱落する
- PP間隔が前後のPP間隔の整数倍である

洞房ブロック（Wenckebach型）　　　洞房ブロック（Mobitz Ⅱ型）

162頁　　　　　　　　　　　　　　　161頁

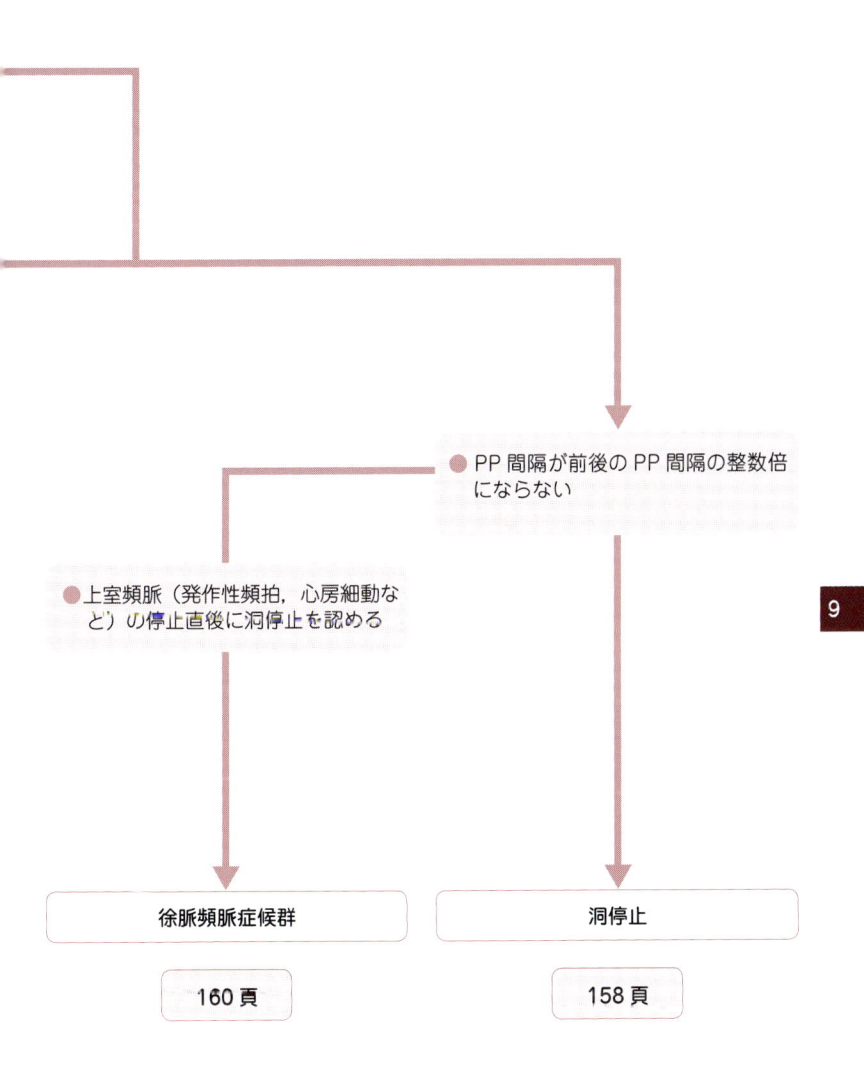

- PP 間隔が前後の PP 間隔の整数倍にならない

- 上室頻脈（発作性頻拍，心房細動など）の停止直後に洞停止を認める

徐脈頻脈症候群

160 頁

洞停止

158 頁

各 論 9：P波の脱落

洞停止

checkpoint
- ☑ P波を欠くRR間隔延長(ポーズ)の有無をチェックする．
- ☑ P波が出現しないため突然PP間隔が延長する．
  この間QRS（補充調律）のみが出現する場合がある．

判読のポイント

- P波，QRSともに出現しないため，基線だけの部分（ポーズ）を認める．
- PP間隔が，前後のPP間隔の整数倍にならない．

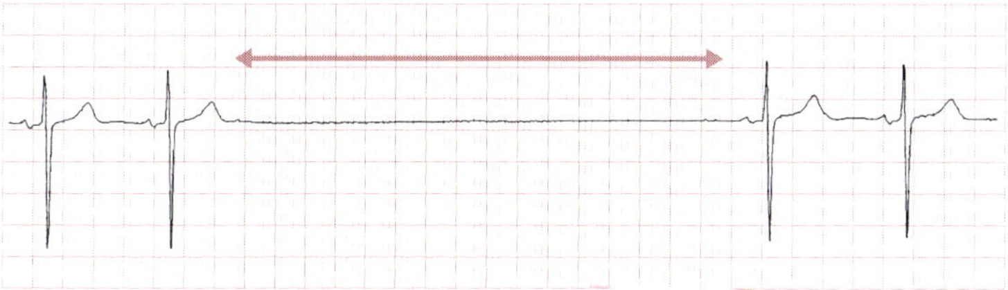

各 論 9：P波の脱落

徐脈頻脈症候群

checkpoint
- ☑ P波を欠くRR間隔延長(ポーズ)の有無をチェックする．
- ☑ P波が出現しないため突然PP間隔が延長する．この間QRS（補充調律）のみが出現する場合がある．

判読のポイント

- 上室頻脈（発作性頻拍，心房細動など）の停止直後に洞停止，洞徐脈を認める．

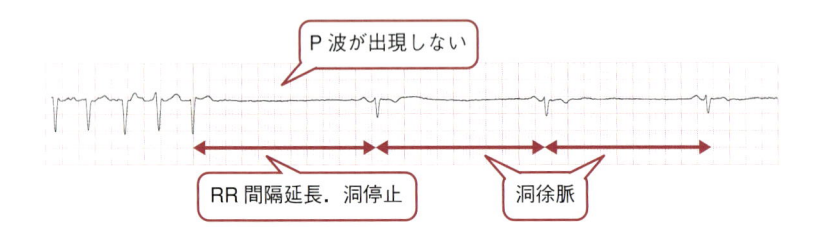

（P波が出現しない）

RR間隔延長，洞停止 ／ 洞徐脈

洞房ブロック (Mobitz II型)

checkpoint
- ☑ P波を欠くRR間隔延長(ポーズ)の有無をチェックする.
- ☑ P波が出現しないため突然PP間隔が延長する.
  この間QRS(補充調律)のみが出現する場合がある.

判読のポイント

- P波の脱落あり(QRSも出現しない).
- PP間隔が, 前後のPP間隔の整数倍である.

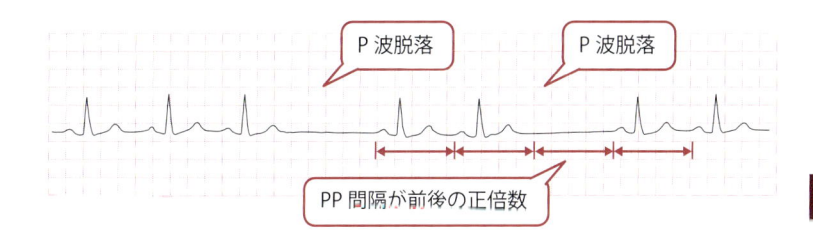

P波脱落　P波脱落

PP間隔が前後の正倍数

各 論 9：P 波の脱落

洞房ブロック（Wenckebach 型）

checkpoint
- ☑ P 波を欠く RR 間隔延長 (ポーズ) の有無をチェックする．
- ☑ P 波が出現しないため突然 PP 間隔が延長する．
  この間 QRS（補充調律）のみが出現する場合がある．

判読のポイント
- PP 間隔が短縮した後に，P 波が脱落する

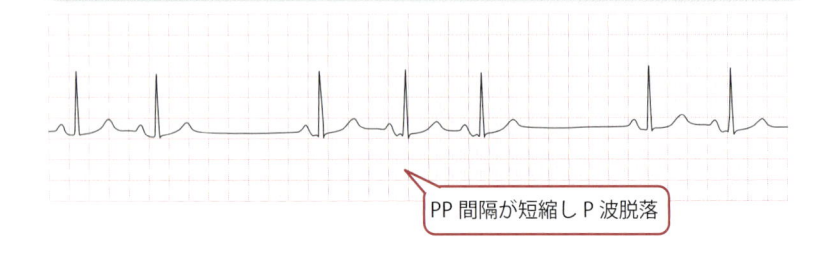

PP 間隔が短縮し P 波脱落

10：QRS の脱落

P波は認められるがQRSが脱落していないかチェックする

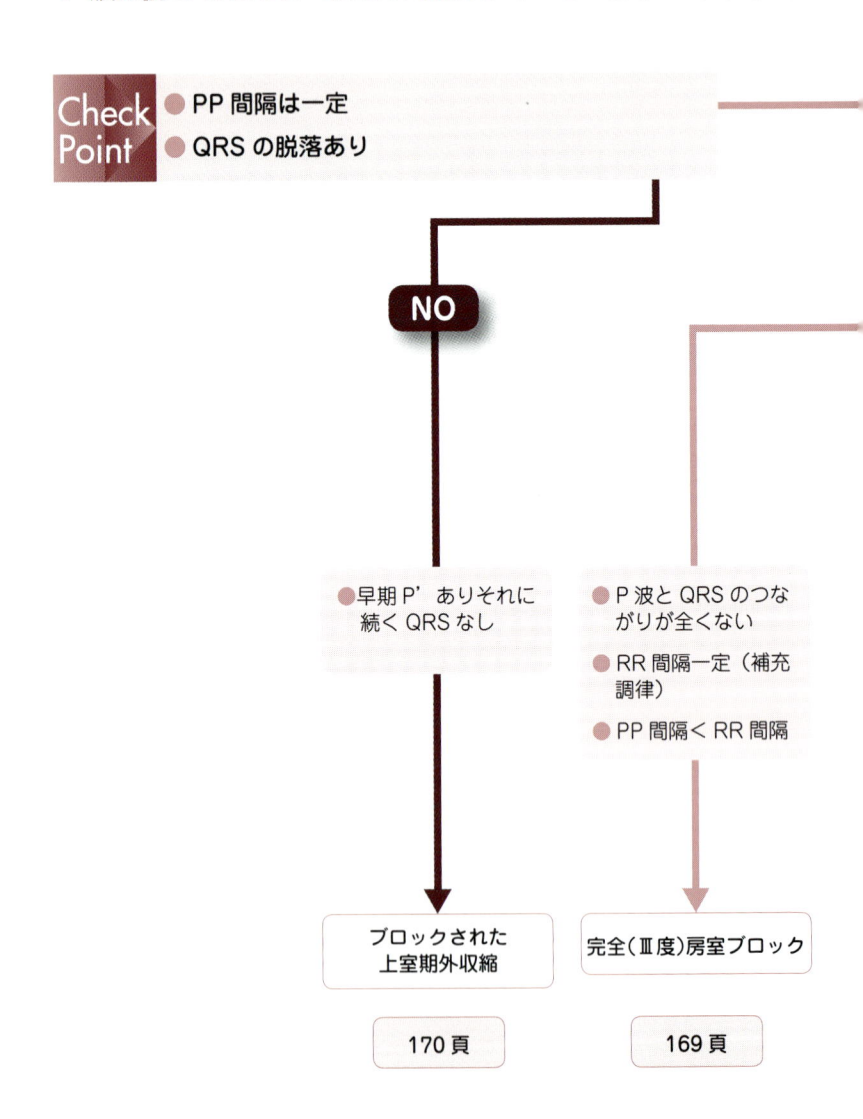

Check Point
- PP 間隔は一定
- QRS の脱落あり

NO

- 早期 P' ありそれに続く QRS なし

- P 波と QRS のつながりが全くない
- RR 間隔一定（補充調律）
- PP 間隔 < RR 間隔

ブロックされた上室期外収縮

完全（Ⅲ度）房室ブロック

170 頁

169 頁

```
                                    YES
        ┌────────────────────────────┼────────────────────────────┐
```

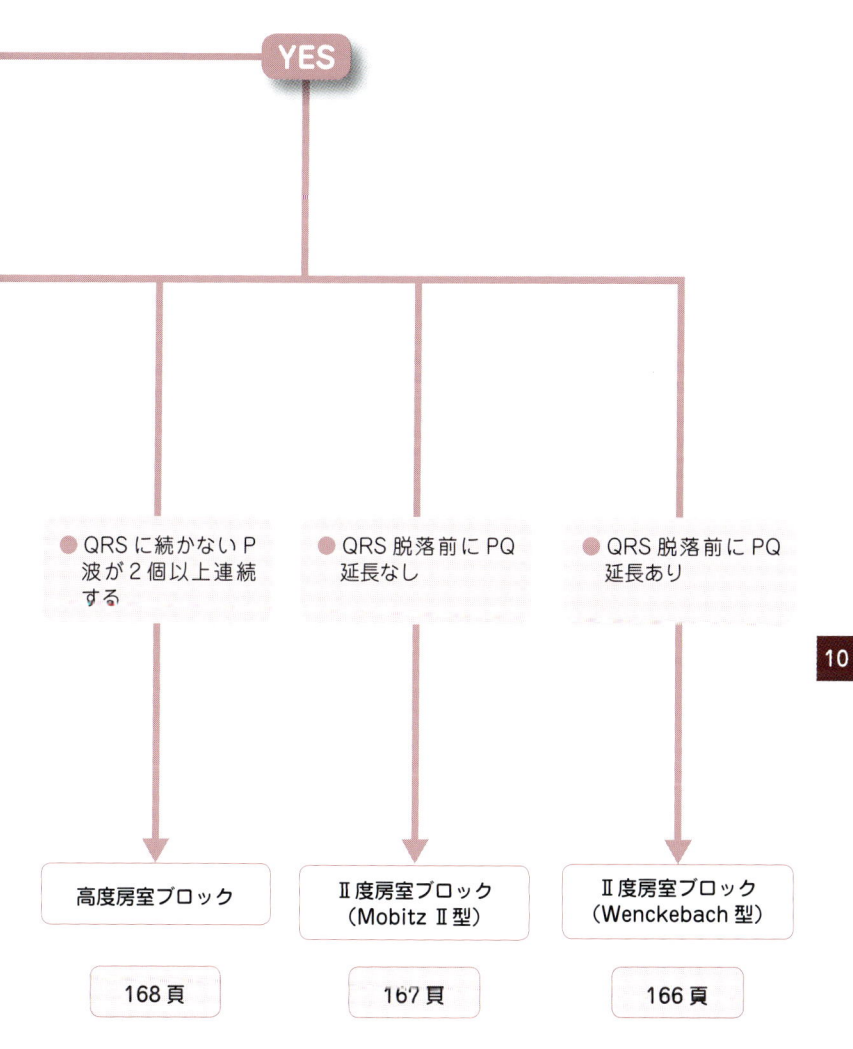

- QRSに続かないP波が2個以上連続する
- QRS脱落前にPQ延長なし
- QRS脱落前にPQ延長あり

高度房室ブロック	Ⅱ度房室ブロック (Mobitz Ⅱ型)	Ⅱ度房室ブロック (Wenckebach型)
168頁	167頁	166頁

各論⑩：QRS の脱落

II度房室ブロック (Wenckebach型)

checkpoint
☑ P波は認められるが，QRS が脱落していないかチェックする

判読のポイント

● QRS の脱落前に，PQ時間が漸次延長する．

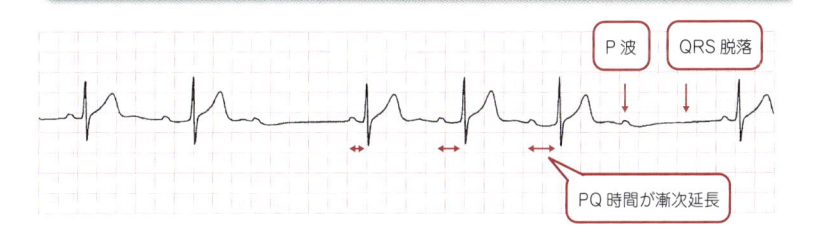

P波　QRS脱落

PQ時間が漸次延長

各 論⑩：QRS の脱落

II度房室ブロック（Mobitz II型）

checkpoint
☑ P波は認められるが，QRS が脱落していないかチェックする

判読のポイント

● PQ 時間が延長せずに，QRS が脱落する．

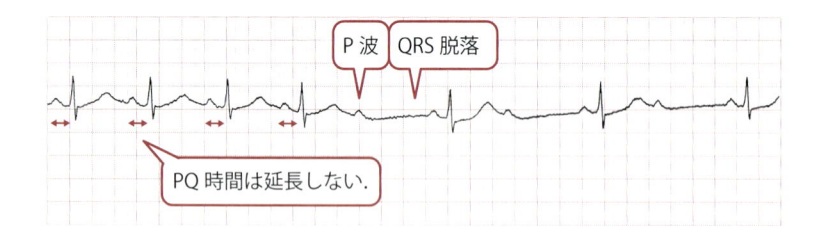

P波　QRS 脱落

PQ 時間は延長しない．

高度房室ブロック

checkpoint
☑ P 波は認められるが，QRS が脱落していないかチェックする

判読のポイント

● QRS に続かない P 波が 2 個以上連続する場合を，高度房室ブロックという．

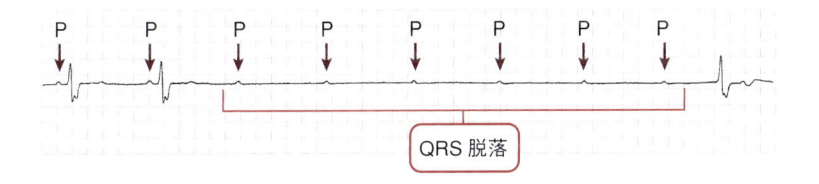

QRS 脱落

各論⑩：QRS の脱落

完全（III度）房室ブロック

checkpoint
☑ P 波は認められるが，QRS が脱落していないかチェックする

判読のポイント

- P 波と QRS のつながりが全くない．
- RR 間隔一定の補充調律（PP 間隔 < RR 間隔）を認める場合が多い．
- 補充調律が出現しない場合は，心停止をきたす．

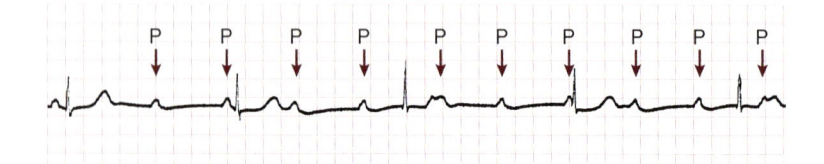

ブロックされた上室期外収縮

checkpoint
☑ P波は認められるが，QRSが脱落していないかチェックする

判読のポイント

- 異所性P波（P'）が早期に出現し，それに続くQRSを認めない．
- 異所性P波（P'）が早期に出現するために，房室結節の不応期にあたりブロックされる．

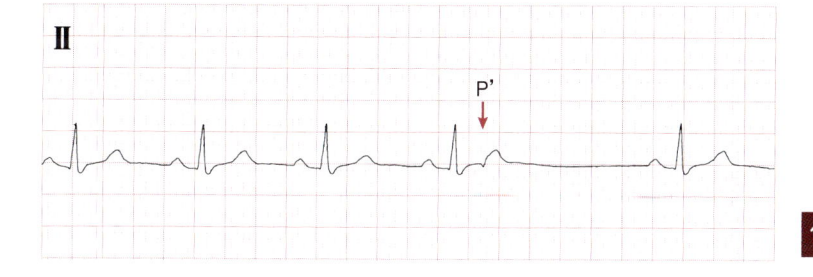

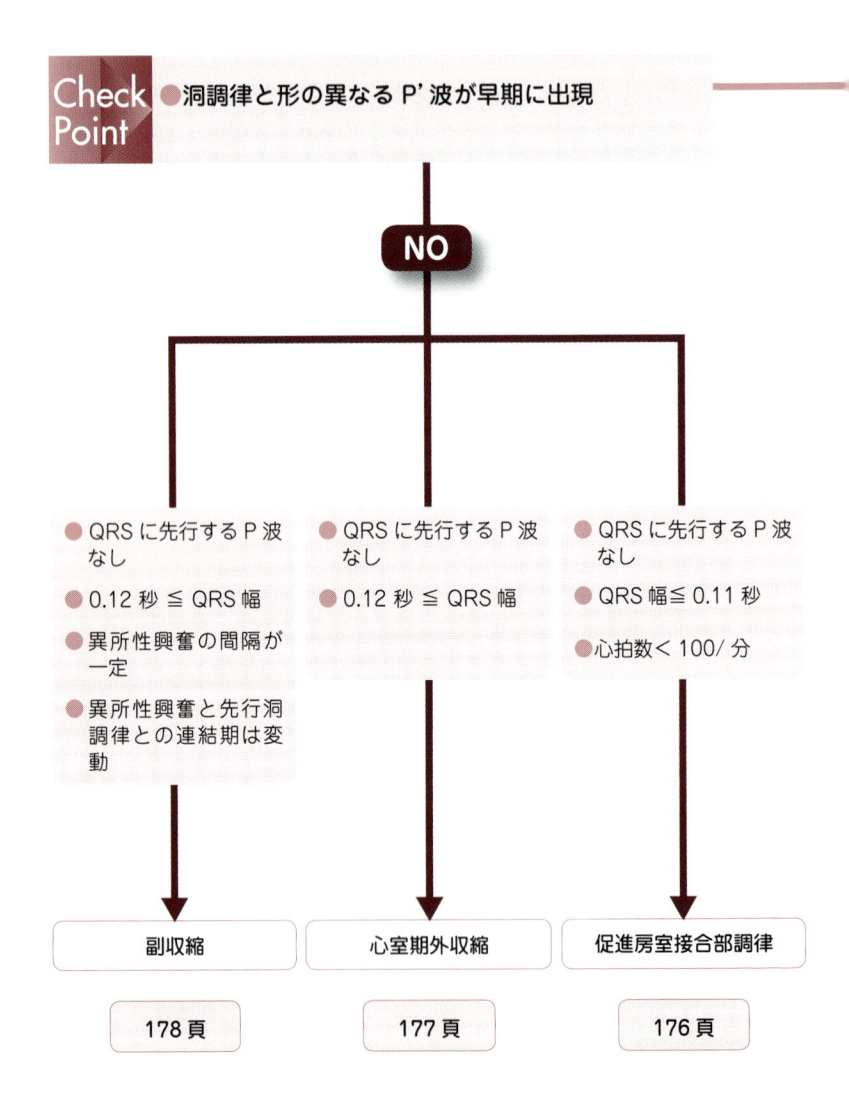

11：早期に出現するP波，QRS

P波，QRSが早期に出現していないかをチェックする

Check Point ● 洞調律と形の異なるP'波が早期に出現

→ **NO**

- QRSに先行するP波なし
- 0.12秒 ≦ QRS幅
- 異所性興奮の間隔が一定
- 異所性興奮と先行洞調律との連結期は変動

→ 副収縮

178頁

- QRSに先行するP波なし
- 0.12秒 ≦ QRS幅

→ 心室期外収縮

177頁

- QRSに先行するP波なし
- QRS幅 ≦ 0.11秒
- 心拍数 < 100/分

→ 促進房室接合部調律

176頁

YES

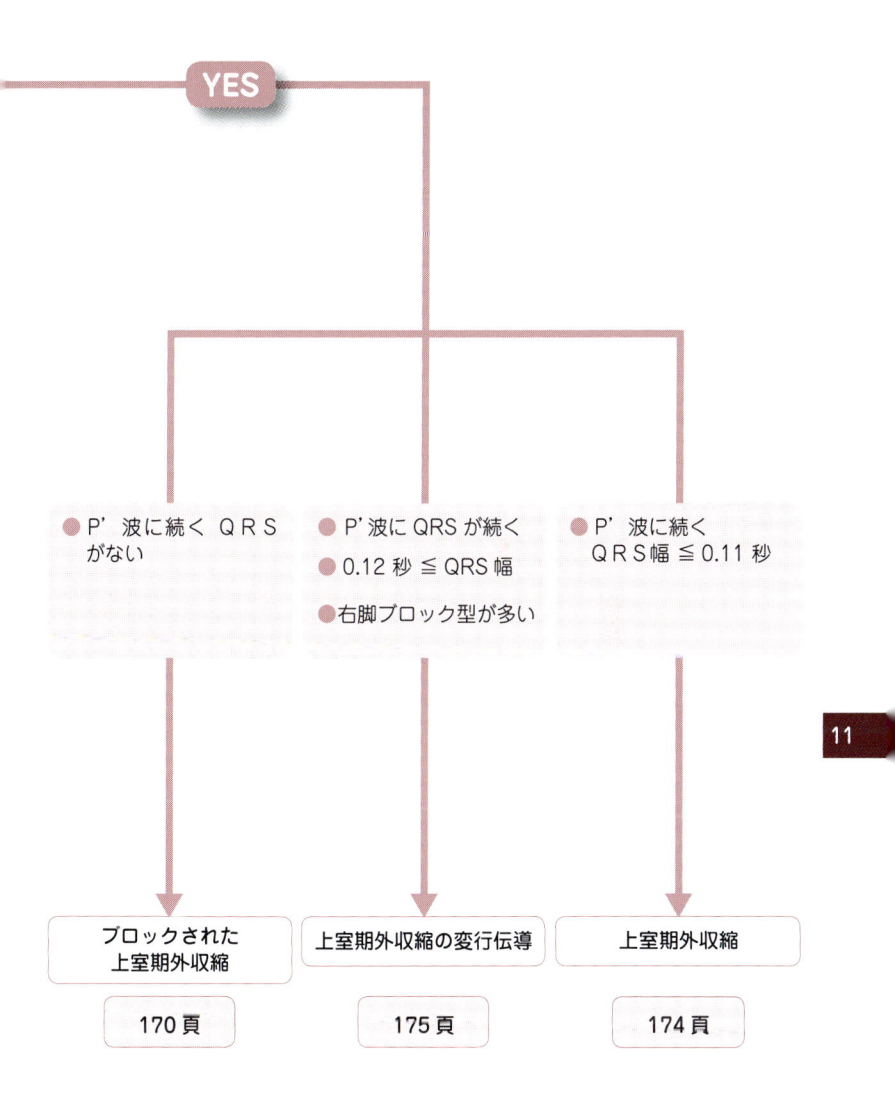

- P'波に続くQRSがない
- P'波にQRSが続く
- 0.12秒 ≦ QRS幅
- 右脚ブロック型が多い
- P'波に続くQRS幅 ≦ 0.11秒

ブロックされた上室期外収縮	上室期外収縮の変行伝導	上室期外収縮
170頁	175頁	174頁

各 論 11：早期に出現する P 波，QRS

上室期外収縮

checkpoint
☑ P 波，QRS が早期に出現していないかをチェックする．

判読のポイント

● 異所性 P 波（P'）が早期に出現し，それに続く QRS の幅は正常（0.11 秒以下）である．

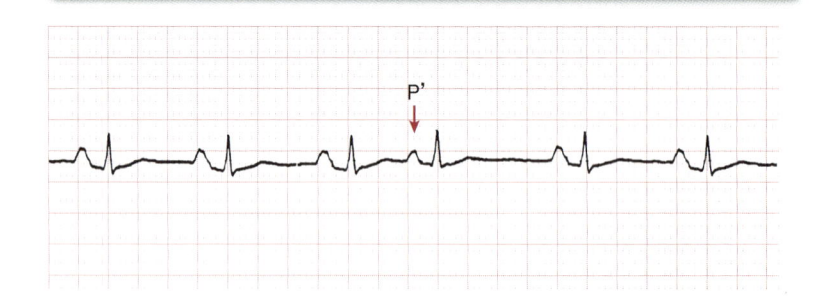

上室期外収縮の変行伝導

checkpoint
☑ P波，QRS が早期に出現していないかをチェックする．

判読のポイント

- 異所性 P 波（P'）が早期に出現し，それに続く QRS の幅が広い（0.12 秒以上）．
- 異所性 P 波（P'）を示す心拍では，PQ 時間の延長，QRS が右脚ブロックを呈することが多い

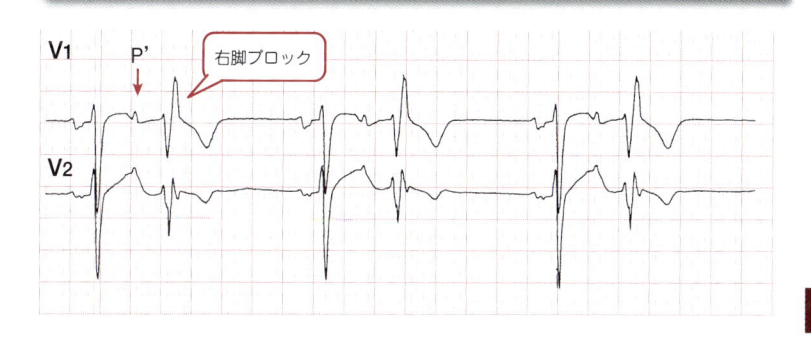

V1　P'　右脚ブロック
V2

● QRS が右脚ブロック型

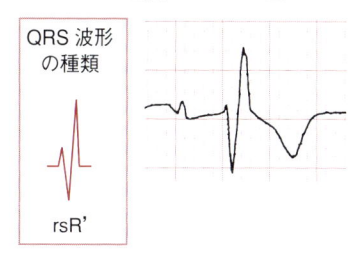

QRS 波形
の種類

rsR'

各 論 11：早期に出現するP波，QRS

促進房室接合部調律

checkpoint
☑ P波，QRSが早期に出現していないかをチェックする．

判読のポイント

- 房室結節以下の異所性調律である．
- 異所性調律の興奮頻度が，何らかの原因で洞結節を上回る場合に認められる．
- QRSに先行するP波なし．QRS終末部に逆行性P波あり．
- QRS幅≦0.11秒，心拍数＜100/分

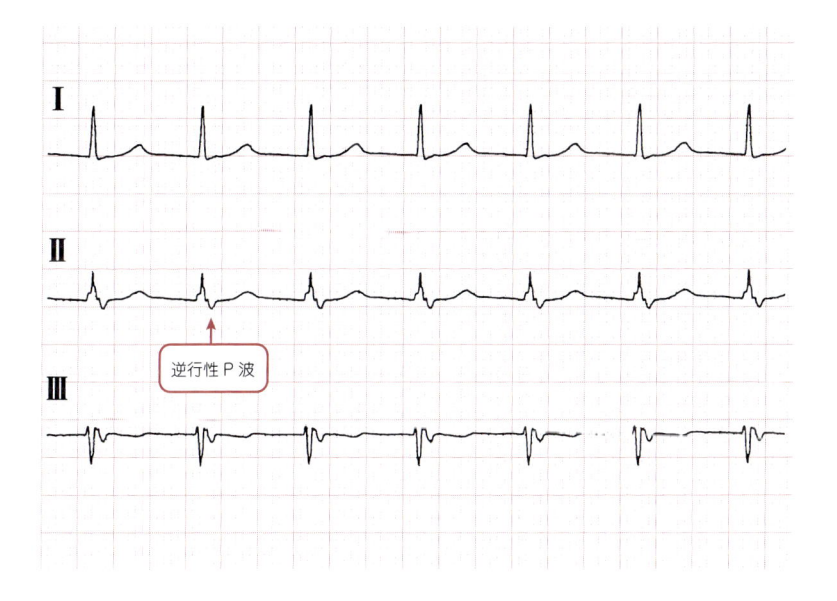

逆行性 P 波

各 論 11：早期に出現する P 波，QRS

心室期外収縮

checkpoint
☑ P 波，QRS が早期に出現していないかをチェックする．

判読のポイント

- QRS に先行する P 波を認めない．
- QRS の幅が広く（0.12 秒以上），T 波は逆転している．

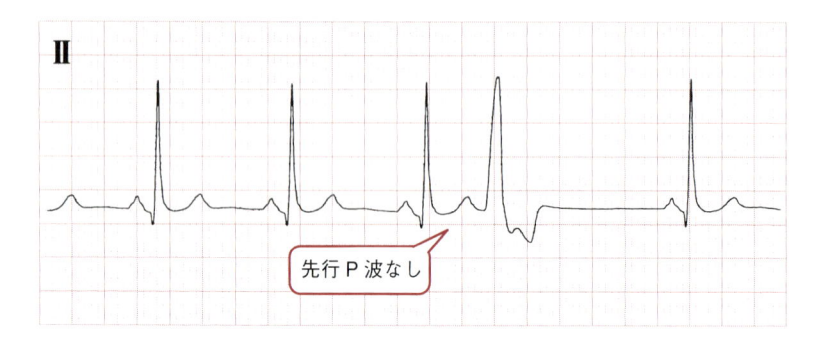

II

先行 P 波なし

副収縮

checkpoint
☑ P波，QRSが早期に出現していないかをチェックする．

判読のポイント

- 異所性自動能が一定のリズムで出現する．多くの場合ヒス束以下の自動能亢進による．
- QRSに先行するP波を認めない（自動能の起源が心房の場合を除く）．
- QRSの幅は広い（0.12秒以上）．
- 異所性興奮の間隔がほぼ一定であり，異所性興奮と先行する洞調律との連結期が変動する．
- 洞結節の他に異所性の調律中枢があり，心室が二つの調律の支配を受けている状態である．

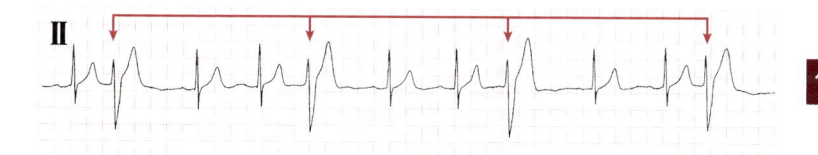

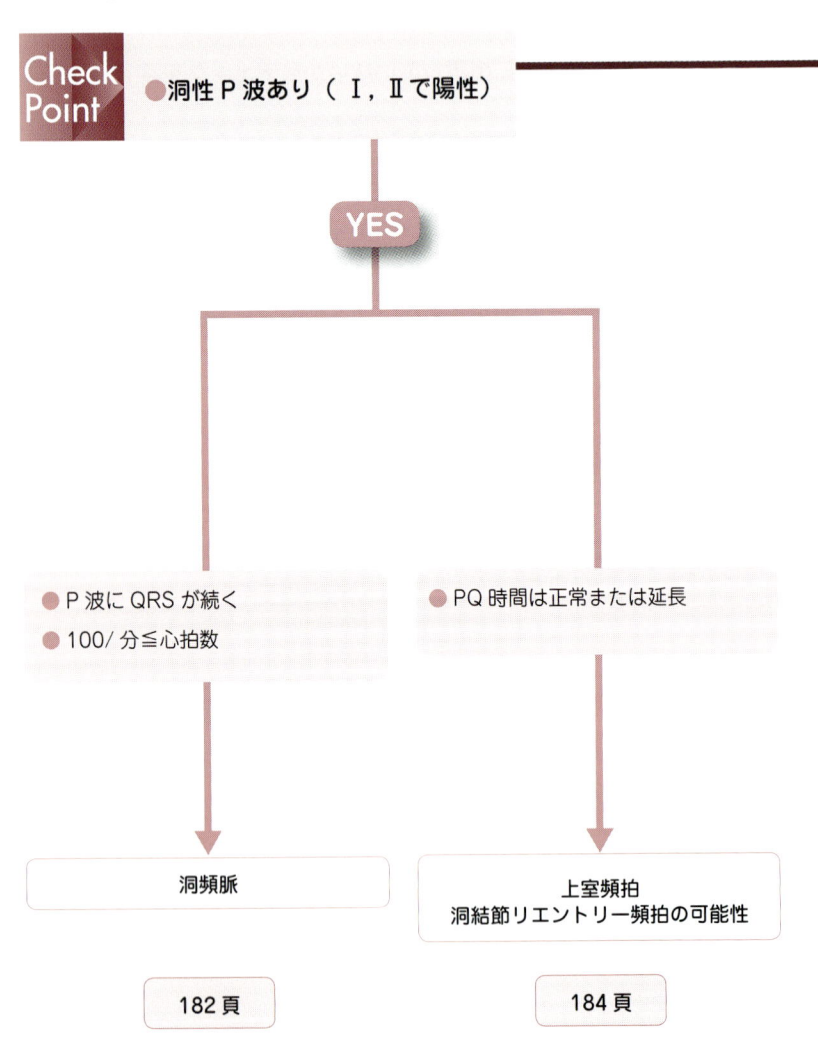

12-1：RR間隔の異常

QRS幅が正常で規則正しい頻脈
(100/分 ≦ 心拍数)

Check Point
- 洞性P波あり（Ⅰ，Ⅱで陽性）

YES

- P波にQRSが続く
- 100/分≦心拍数

洞頻脈

182頁

- PQ時間は正常または延長

上室頻拍
洞結節リエントリー頻拍の可能性

184頁

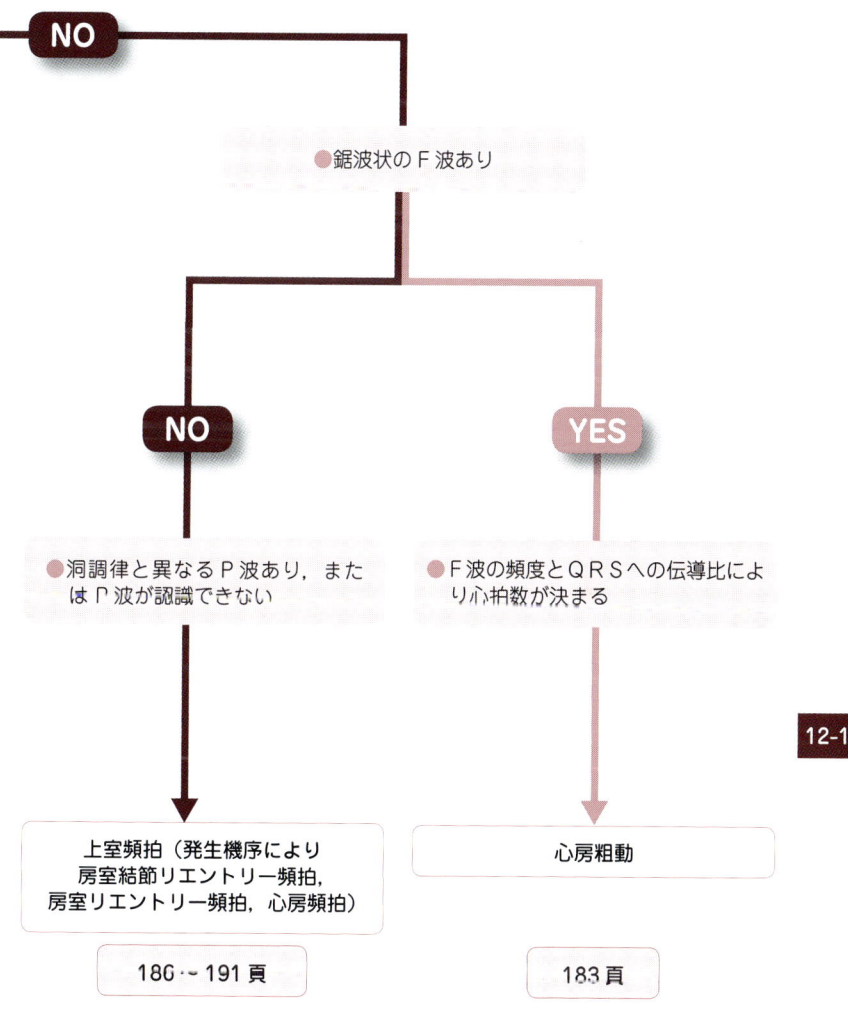

```
         NO
          │
          ▼
     ● 鋸波状のＦ波あり

    NO              YES
     │               │
     ▼               ▼
● 洞調律と異なるＰ波あり，また    ● Ｆ波の頻度とＱＲＳへの伝導比によ
  はＰ波が認識できない            り心拍数が決まる
```

12-1

| 上室頻拍（発生機序により 房室結節リエントリー頻拍，房室リエントリー頻拍，心房頻拍） | 心房粗動 |

186～191頁　　　　　　　183頁

各論 12-1：RR間隔の異常（① QRS幅が正常で規則正しい）

洞頻脈

checkpoint
☑ QRS幅が正常で，規則正しい頻脈（100/分 ≦ 心拍数）

判読のポイント

- 洞性P波（Ⅰ, Ⅱ誘導で陽性P波）がすべてのQRSに先行する．
- 100/分≦心拍数である．

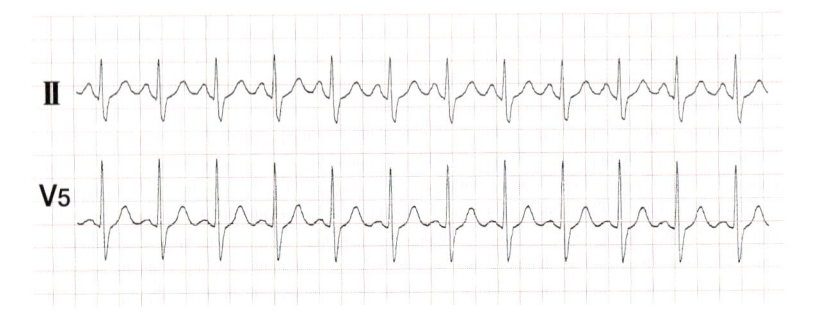

心房粗動

checkpoint
☑ QRS 幅が正常で，規則正しい頻脈（100/分 ≦ 心拍数）

判読のポイント

- P 波を認めない．
- 鋸波状の粗動波（F 波）が連続し，基線を認めない．
- F 波の頻度と QRS への伝導比により心拍数が決まる．
- 2:1 ないし 4:1 伝導比を呈しやすい（伝導比が変化する場合は，不規則な脈となる）．
- 以下（図 96）の例では 2:1 伝導である．また，頻拍のため QRS の振幅が一拍ごとに変化する電気的交互脈を認める．

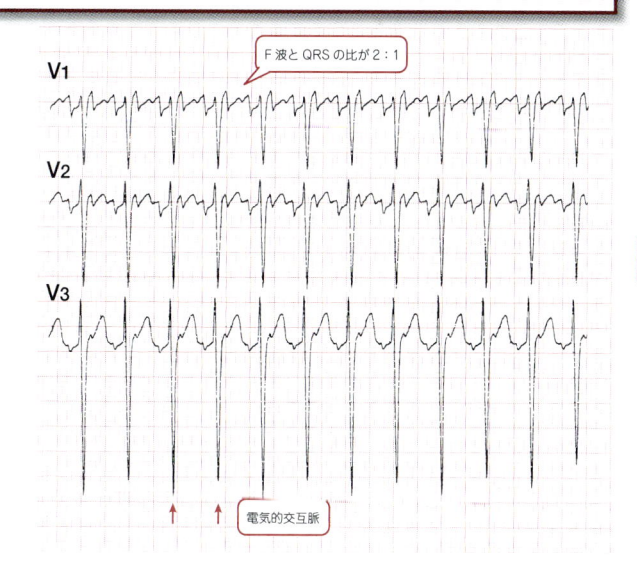

各論 12-1：RR 間隔の異常（① QRS 幅が正常で規則正しい）

上室頻拍

checkpoint
☑ QRS 幅が正常で，規則正しい頻脈（100/ 分 ≦ 心拍数）

判読のポイント

- 発生機序により，房室結節リエントリー頻拍，房室リエントリー頻拍，心房頻拍，洞結節リエントリー頻拍がある．
- 房室結節リエントリー頻拍：リエントリー回路が房室結節とその近傍の心筋線維側により形成される．
- 逆行性 P 波は QRS と重なって認めることが出来ないか，QRS 終末部に認められることが多い．
- 房室リエントリー頻拍：副伝導路（Kent 束）をリエントリー回路に含む．
- 興奮波が房室結節を順行し，副伝導路を心室側から心房側へ伝わる"正方向性房室リエントリー頻拍（QRS 幅正常の頻拍を呈す）"と，興奮波が房室結節を心室側から心房側へ逆行して，副伝導路を心房側から心室側へ伝わる"逆方向性房室リエントリー頻拍（QRS 幅の広い頻拍を呈す）"がある．逆行性 P 波は，QRS から離れて ST- T 波の移行部に認められることが多い．
- 心房頻拍：心房内にリエントリー回路が形成される．または心房内の異所性自動能亢進による．異所性 P 波が QRS の前に出現する．
- 洞結節リエントリー頻拍：洞結節内にリエントリー回路が形成される．洞性 P 波を QRS の前に認める．

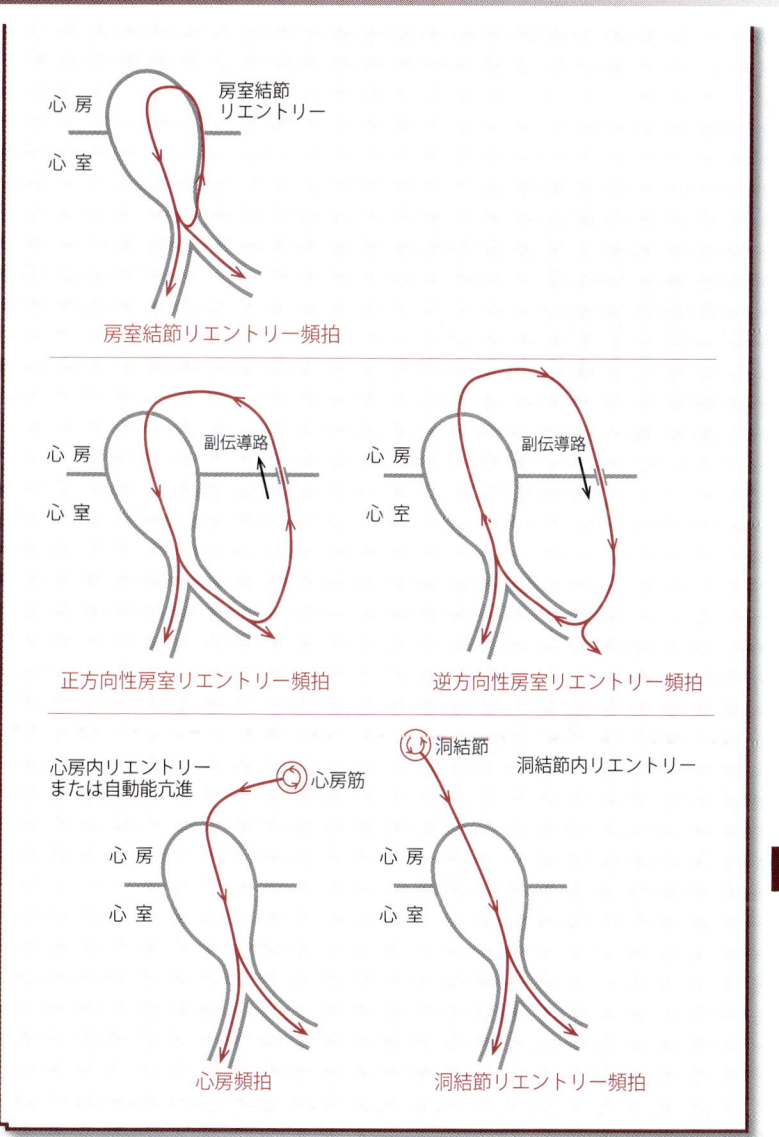

心房
心室
房室結節
リエントリー

房室結節リエントリー頻拍

心房
心室
副伝導路

正方向性房室リエントリー頻拍

心房
心室
副伝導路

逆方向性房室リエントリー頻拍

心房内リエントリー
または自動能亢進
心房筋
心房
心室

心房頻拍

洞結節
洞結節内リエントリー
心房
心室

洞結節リエントリー頻拍

各論 12-1：RR 間隔の異常（① QRS 幅が正常で規則正しい）

上室頻拍（房室結節リエントリー頻拍）

> **checkpoint**
> ☑ QRS 幅が正常で規則正しい頻脈（100/ 分 ≦ 心拍数）

> **判読のポイント**
> - QRS の幅が正常，規則正しい RR 間隔の頻拍である．
> - QRS に先行する P 波はみられない．
> - 逆行性 P 波の確認は困難である．（QRS と P 波の時相が，ほぼ一致しているため）
> - 房室結節リエントリー頻拍（通常型）と考えられる．

12-1

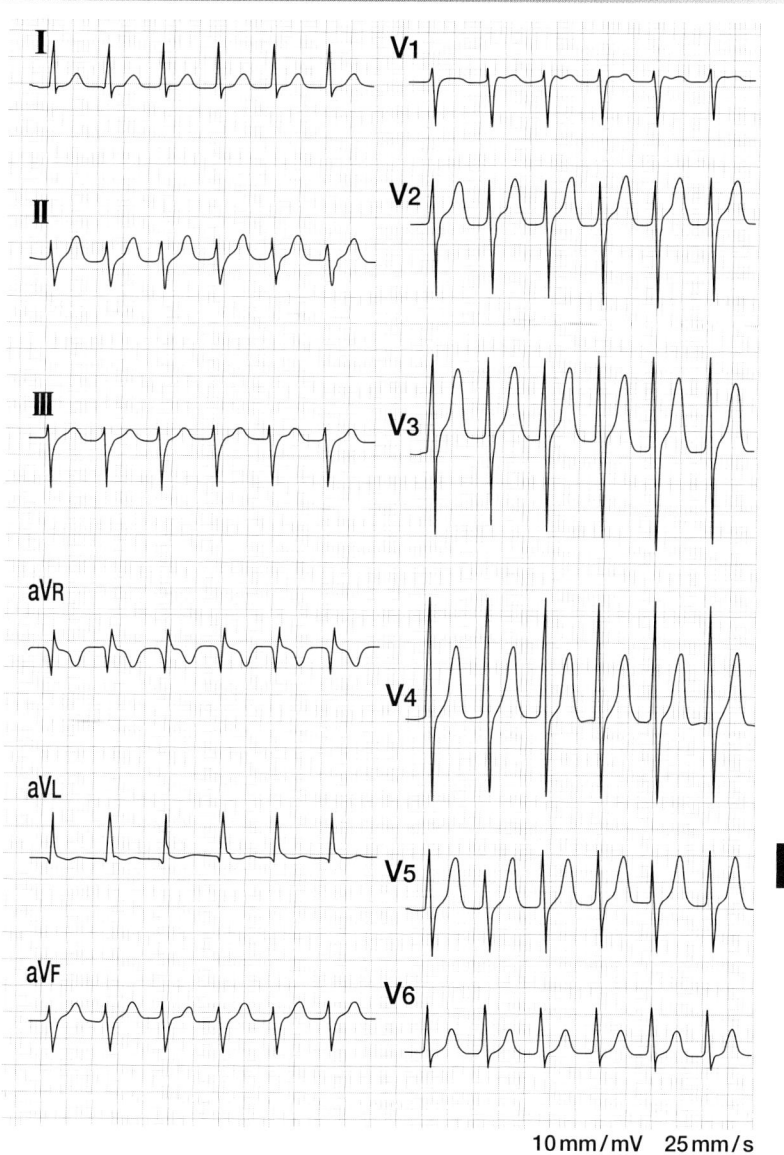

10mm/mV 25mm/s

各論 12-1：RR 間隔の異常（① QRS 幅が正常で規則正しい）

上室頻拍（房室リエントリー頻拍）

> **checkpoint**
> ☑ QRS 幅が正常で，規則正しい頻脈（100/分 ≦ 心拍数）

> **判読のポイント**
> - QRS の幅が正常，規則正しい RR 間隔の頻拍である．
> - QRS に続く ST-T 移行部に，逆行性 P 波を思われるノッチが認められ，房室回帰頻拍と考えられる．

逆行性 P 波

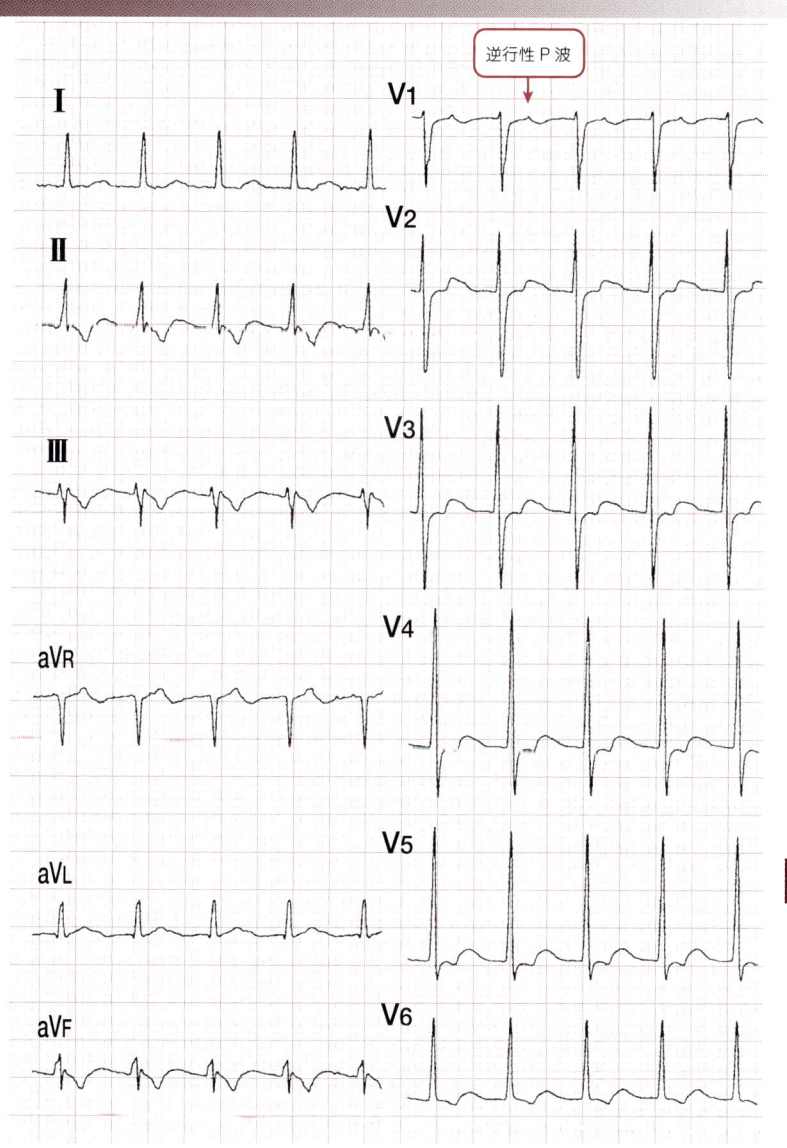

12-1
10mm/mV　25mm/s

各 論 12-1：RR 間隔の異常（① QRS 幅が正常で規則正しい）

上室頻拍（心房頻拍）

checkpoint
☑ QRS 幅が正常で，規則正しい頻脈（100/分 ≦ 心拍数）

判読のポイント

● QRS の幅が正常，規則正しい RR 間隔の頻拍である．
● QRS に異所性の P 波（P'）が先行している．

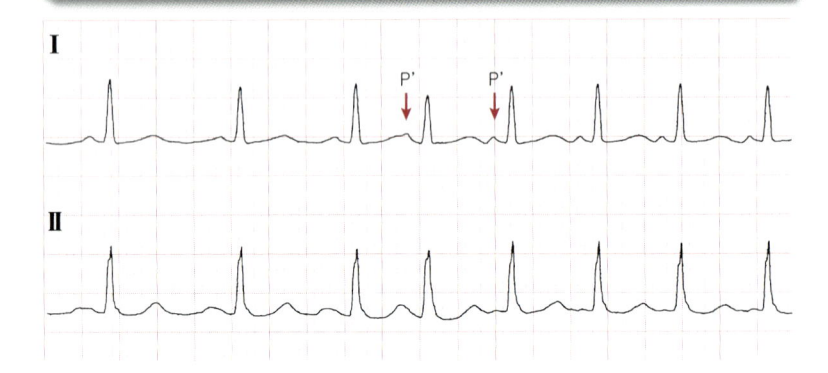

上室頻拍 (房室ブロックを伴う心房頻拍)

checkpoint
☑ QRS 幅が正常で, 規則正しい頻脈 (100/分 ≦ 心拍数)

判読のポイント

- 2：1 房室ブロックを伴う心房頻拍

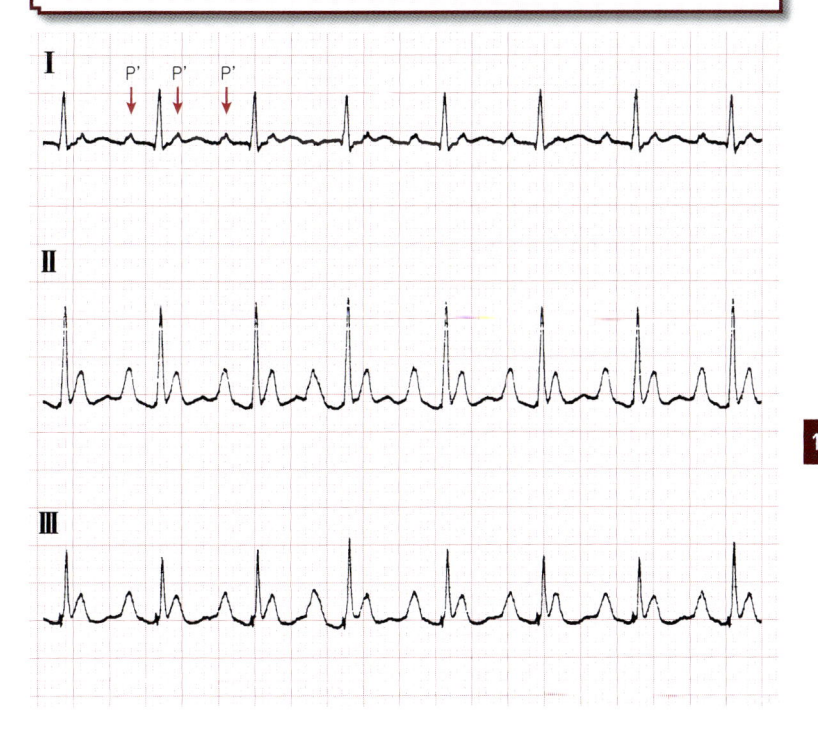

12-2：RR間隔の異常

QRS幅が正常で不規則な頻脈（100/分≦心拍数）

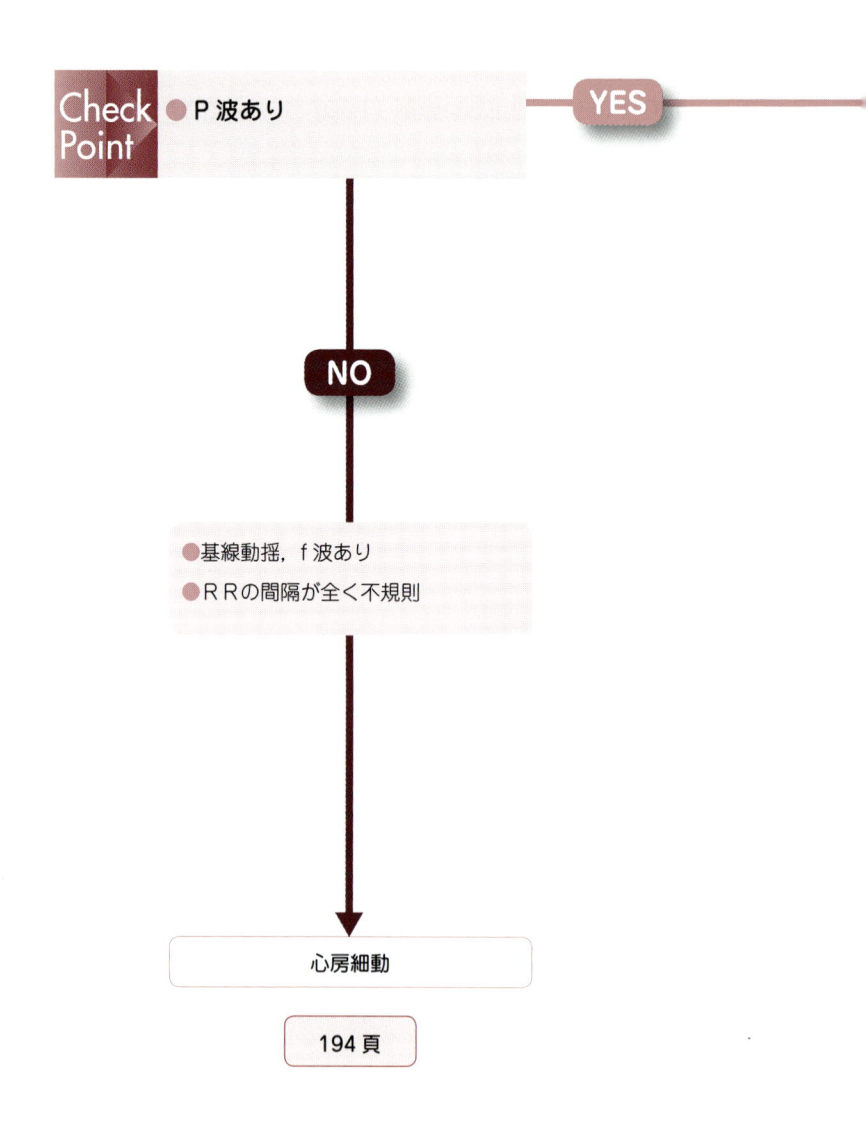

Check Point
- P波あり

YES →

NO ↓

- 基線動揺，f波あり
- RRの間隔が全く不規則

↓

心房細動

194頁

- PQ時間が不定
- 房室ブロックを伴う

心房頻拍
（Wenckebach型房室ブロックを伴う）

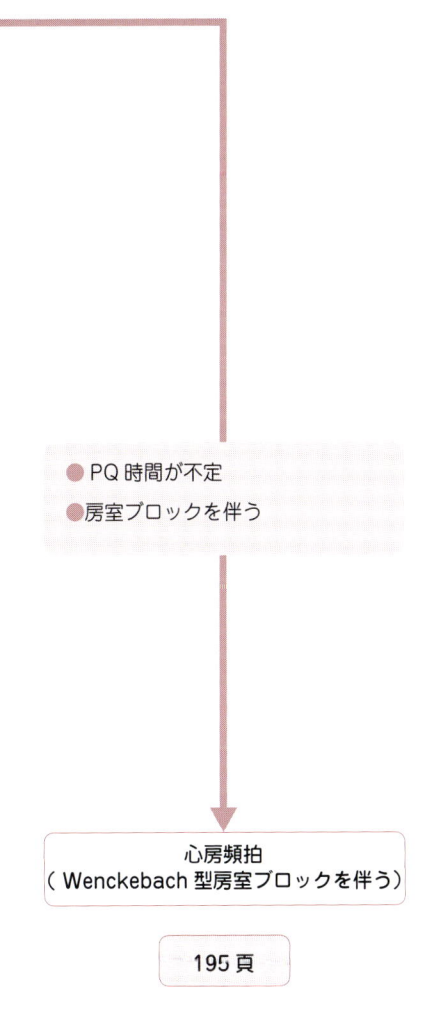

195頁

各 論 12-2：RR 間隔の異常（② QRS 幅が正常で不規則）

心房細動

checkpoint
☑ QRS 幅が正常で，不規則な頻脈（100/ 分 ≦ 心拍数）

判読のポイント

- P 波を認めない．
- 基線の不規則な動揺，細動波（f 波）を認める．
- RR の間隔が全く不規則である（絶対性不整脈）．

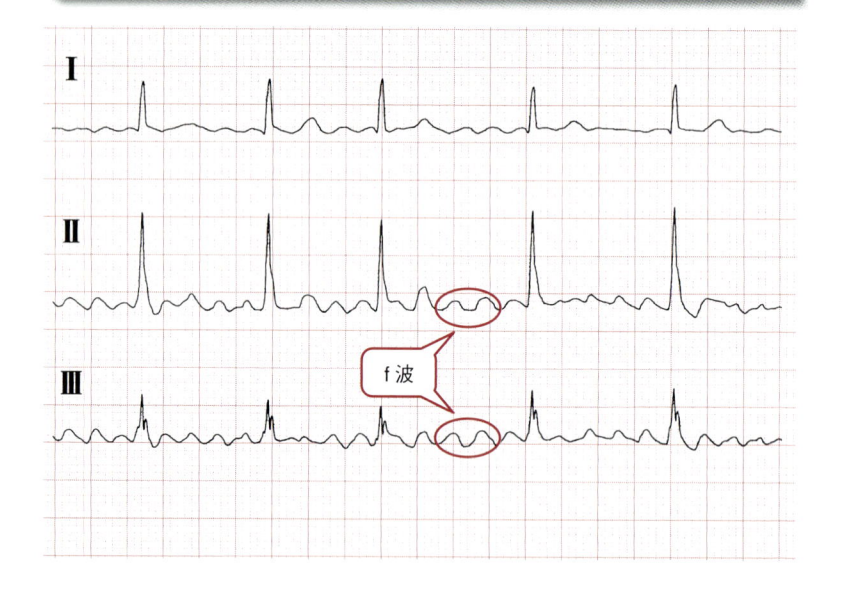

f 波

心房頻拍（Wenckebach型房室ブロックを伴う）

checkpoint
☑ QRS幅が正常で，不規則な頻脈（100/分 ≦ 心拍数）

判読のポイント
- 異所性P波を認める．
- PQ時間が不定．
- 房室ブロックを伴う．

12-3：RR 間隔の異常

QRS 幅が広い規則正しい頻脈（100/分≦心拍数）

Check Point
● QRS 幅が広い規則正しい頻脈

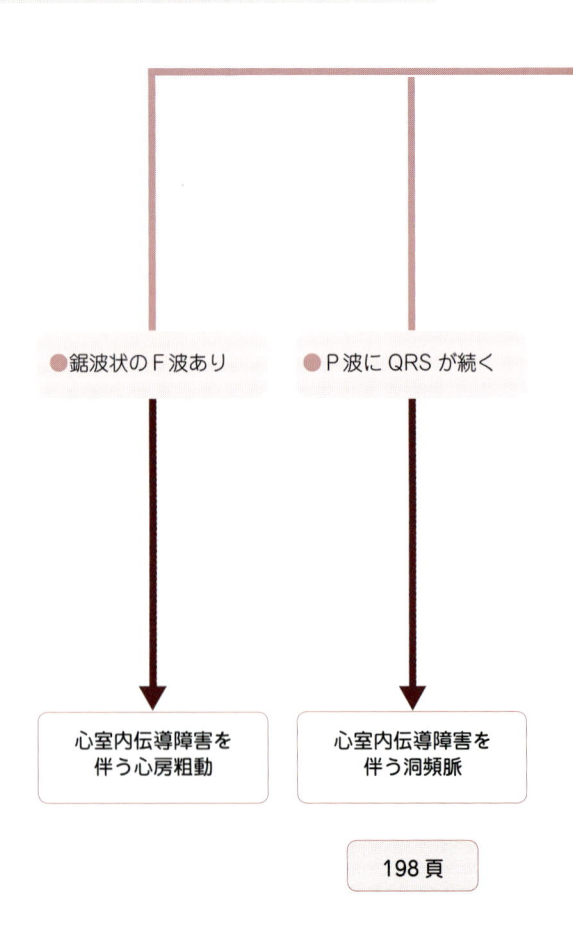

● 鋸波状の F 波あり　　　● P 波に QRS が続く

心室内伝導障害を伴う心房粗動

心室内伝導障害を伴う洞頻脈

198 頁

YES

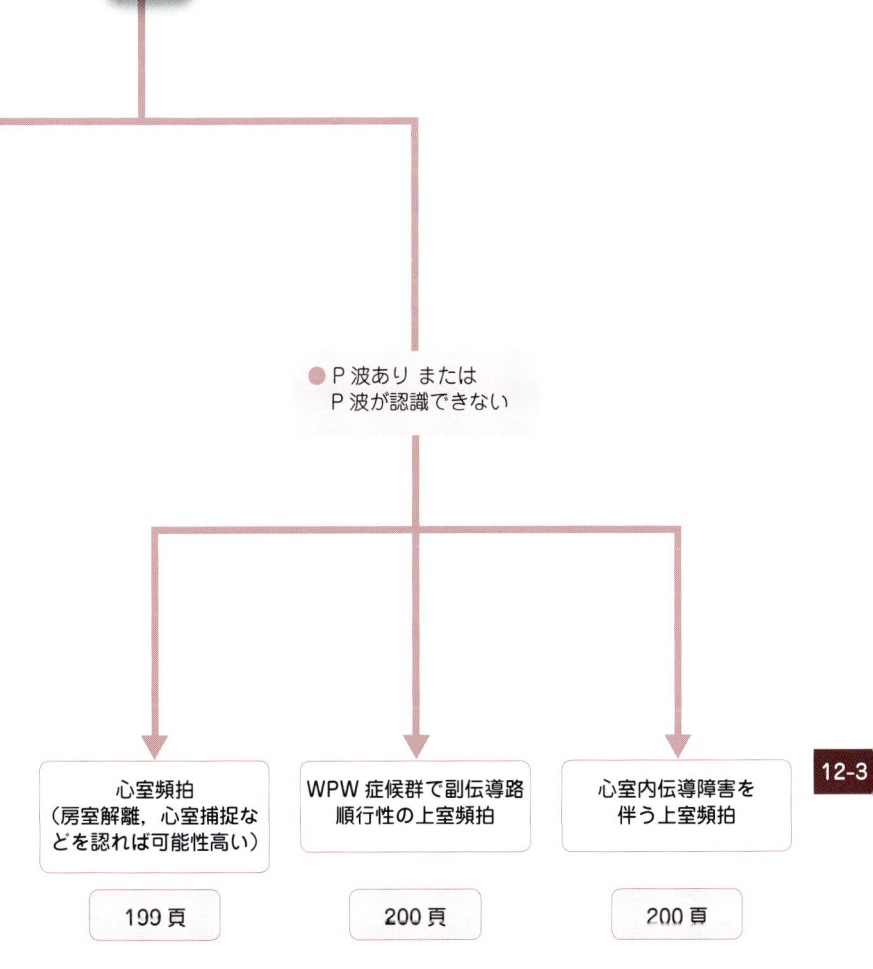

● P波あり または
P波が認識できない

```
┌─────────────────┐  ┌─────────────────┐  ┌─────────────────┐
│  心室頻拍        │  │ WPW症候群で副伝導路│  │ 心室内伝導障害を │
│ (房室解離，心室捕捉な│  │ 順行性の上室頻拍  │  │ 伴う上室頻拍     │
│ どを認めれば可能性高い)│  │                 │  │                 │
└─────────────────┘  └─────────────────┘  └─────────────────┘

    199頁              200頁              200頁
```

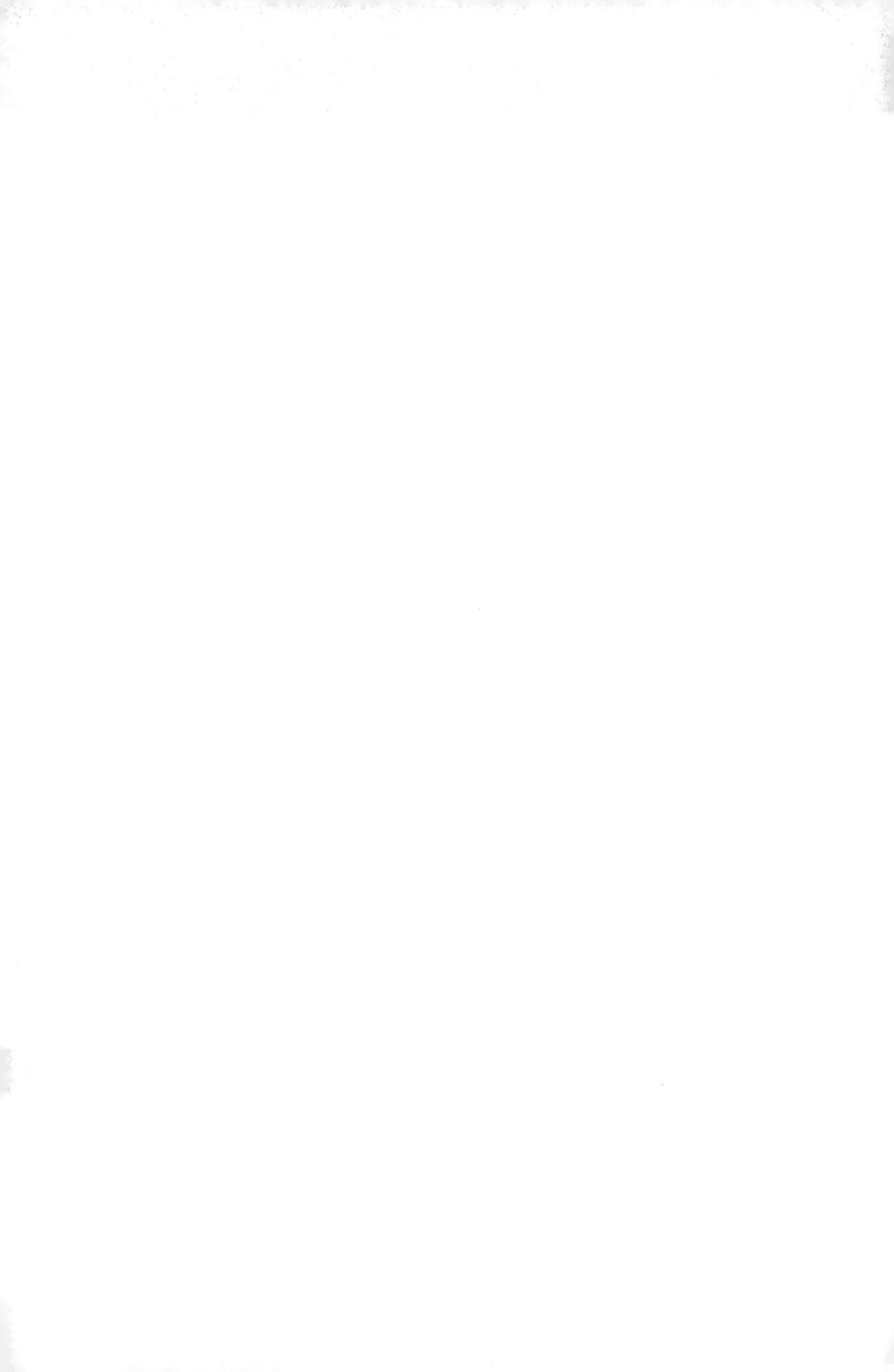

各 論 12-3：RR 間隔の異常（③ QRS 幅が広く規則正しい）

心室内伝導障害を伴う洞頻脈

checkpoint
☑ QRS 幅が広い規則正しい頻脈（100/ 分 ≦ 心拍数）

判読のポイント

- P 波に幅広い QRS が続く．
- 洞頻脈に右脚ブロック，左脚ブロック，心室内変行伝導を伴う場合にみられる．

各論 12-3：RR 間隔の異常（③ QRS 幅が広く規則正しい）

心室頻拍

checkpoint

- ☑ QRS 幅が広い規則正しい頻脈（100/分 ≦ 心拍数）
- ☑ QRS 幅が広い規則正しい頻脈では先ず心室頻拍を考える．
- ☑ P 波は認識できる場合も，認識できない場合もある．
- ☑ 房室解離（心房と心室の活動が関連なく認められる），心室捕捉（心房調律で興奮した QRS を認める），融合収縮（心室起源の QRS と心房から伝導した QRS の融合）を認めれば，心室頻拍の可能性が高い．
- ☑ 心室期外収縮が 3 連発以上連続し，持続時間 30 秒未満を非持続性心室頻拍，30 秒以上を持続性心室頻拍とよぶ．
- ☑ 他の QRS 幅の広い頻拍との鑑別が必要である．

判読のポイント

- P 波が認められ，房室解離（P 波は一定の間隔で QRS と無関係に出現している）がある．

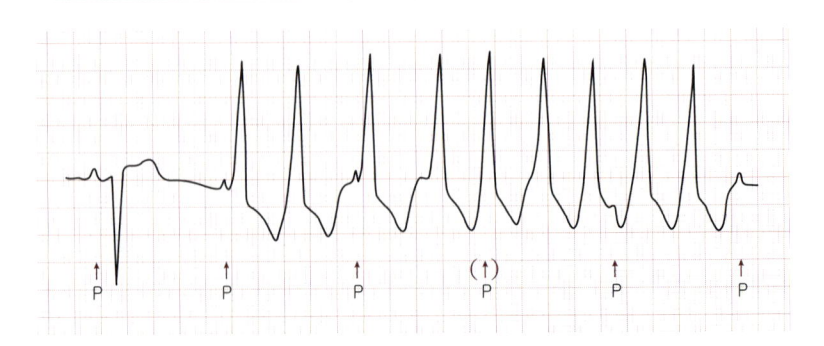

その他

checkpoint
☑ QRS 幅が広い規則正しい頻脈（100/ 分 ≦ 心拍数）

判読のポイント

WPW 症候群での上室頻拍
（副伝導路順行性の逆方向性房室リエントリー頻拍）（P.185 参照）

- QRS 幅の広い頻拍で RR 間隔が一定である．
- QRS と QRS の間にノッチを認め，逆行性 P 波と考えられる．
- 房室回帰頻拍で，房室結節を逆行し副伝導路を順行するリエントリーでは，QRS 幅の広い頻拍を呈する．

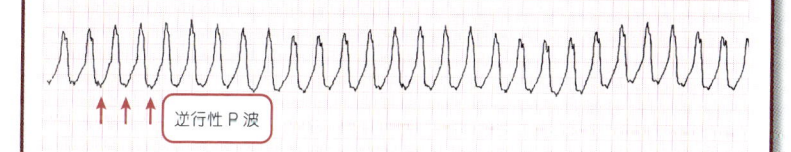

↑↑↑ 逆行性 P 波

心室内伝導障害を伴う上室頻拍
- QRS が脚ブロックのパターンを呈する．

心室内伝導障害を伴う心房粗動
- 鋸波状の F 波を認め，QRS は脚ブロックのパターンを呈する．

12-4：RR間隔の異常

QRS幅が広い不規則な頻脈（100/分≦心拍数）

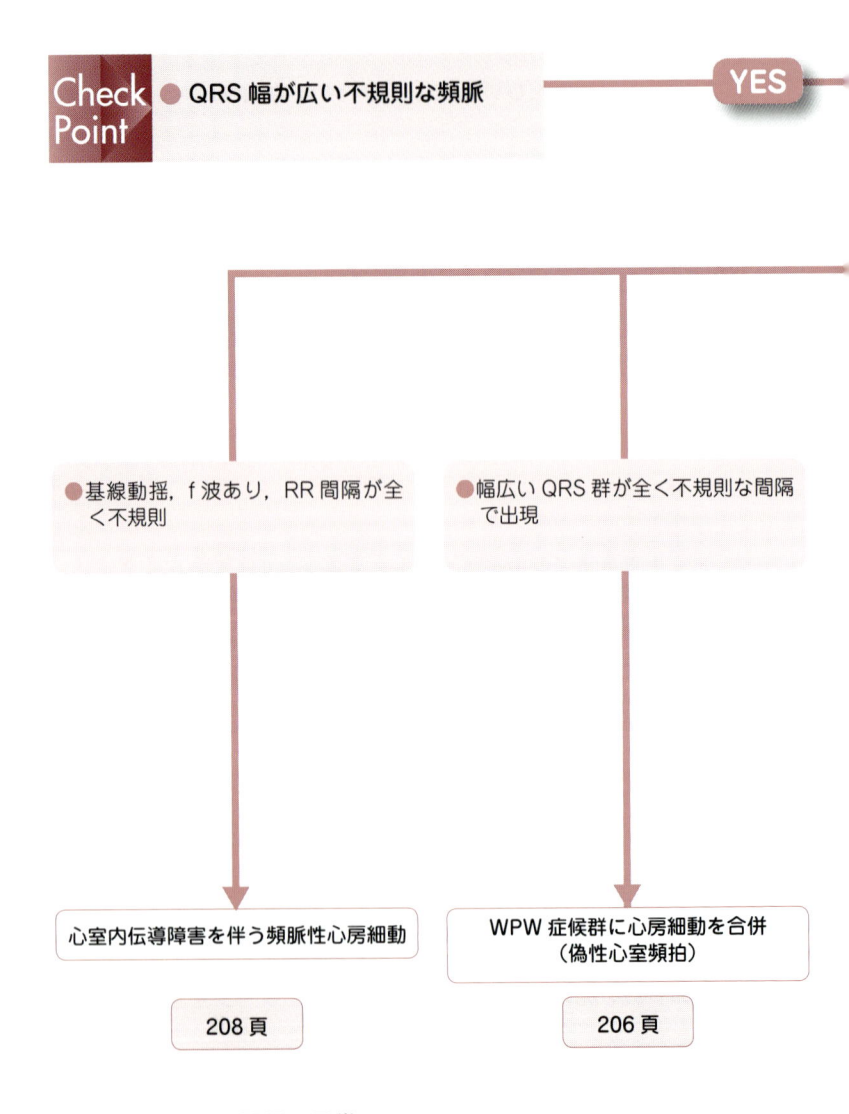

| Check Point | ● QRS幅が広い不規則な頻脈 | **YES** |

- 基線動揺，f波あり，RR間隔が全く不規則
- 幅広いQRS群が全く不規則な間隔で出現

心室内伝導障害を伴う頻脈性心房細動

208頁

WPW症候群に心房細動を合併
（偽性心室頻拍）

206頁

12-4：RR間隔の異常

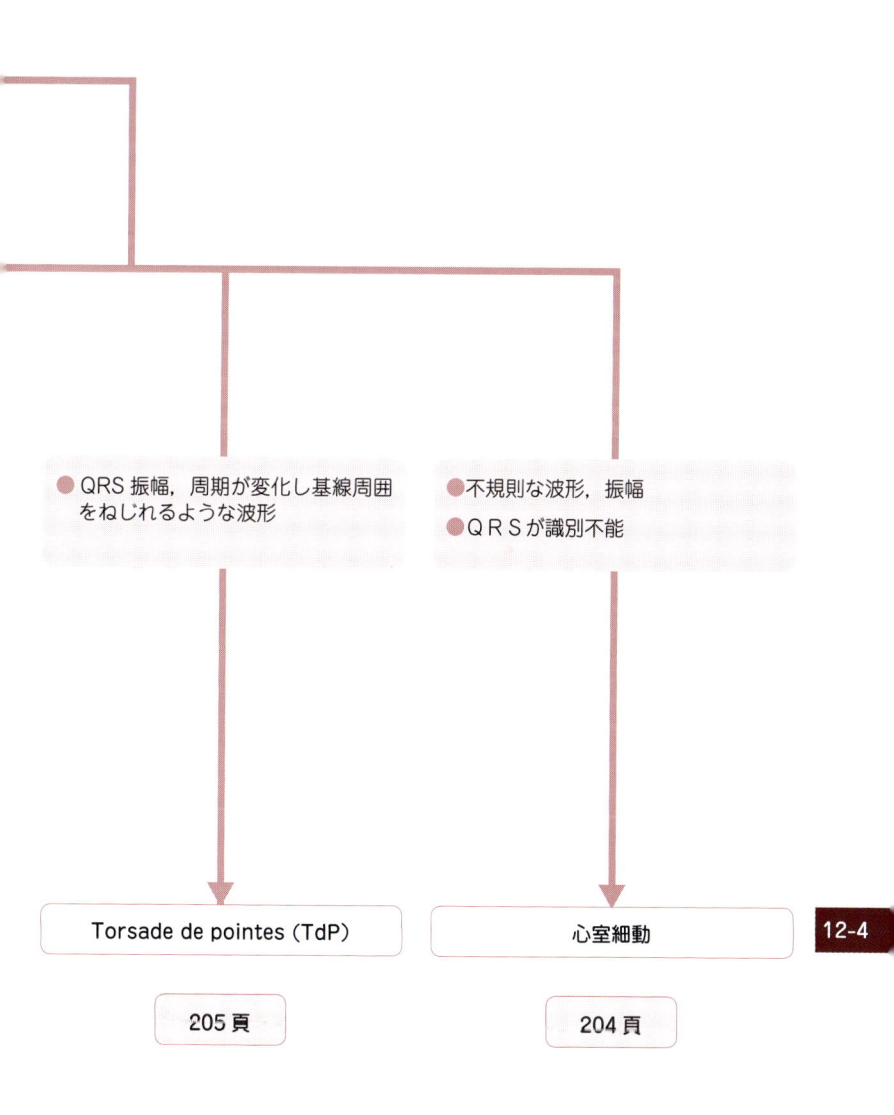

- QRS 振幅, 周期が変化し基線周囲をねじれるような波形

- 不規則な波形, 振幅
- QRSが識別不能

Torsade de pointes (TdP)

205頁

心室細動

204頁

12-4

各 論 12-4：RR 間隔の異常（④ QRS 幅が広く不規則）

心室細動

checkpoint
☑ QRS 幅が広い不規則な頻脈（100/ 分 ≦ 心拍数）

判読のポイント

- 不規則な波形，振幅を示す．
- QRS が識別不能である．
- 下例では，R on T 型の心室期外収縮から心室細動が発生している．

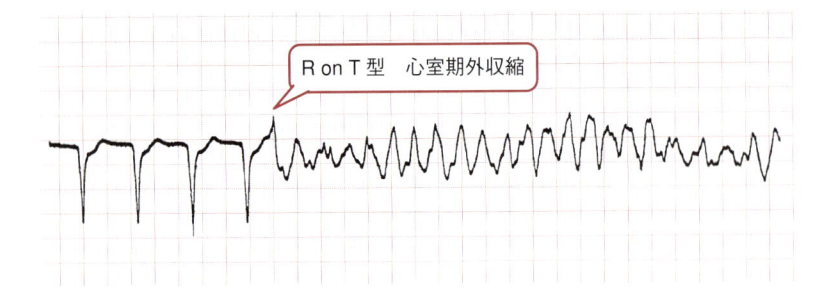

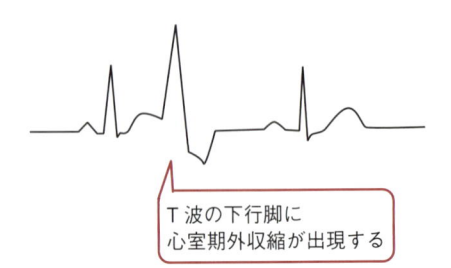

R on T 型　心室期外収縮

T 波の下行脚に心室期外収縮が出現する

Torsade de pointes (TdP)

checkpoint
☑ QRS 幅が広い不規則な頻脈（100/分 ≦ 心拍数）

判読のポイント

- QRS 振幅，周期が変化し基線周囲をねじれるような波形を示す．
- QT 延長症候群，薬剤性 QT 延長などの QT 時間の延長を伴う．
- 通常は非持続性であるが，持続する場合もある．
- 下例では，QT 延長の他にⅡ度房室ブロックを認める．

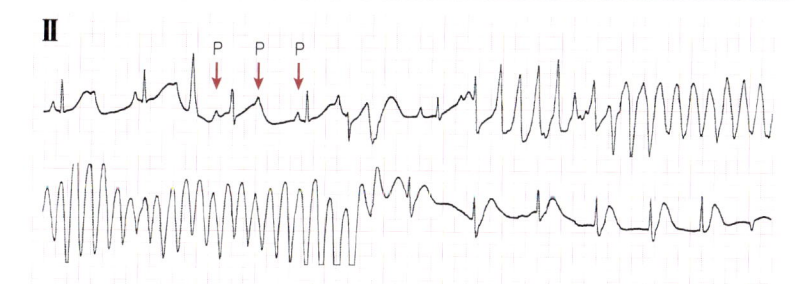

Ⅱ

12-4

WPW症候群に心房細動を合併した場合（偽性心室頻拍）

checkpoint
- ☑ QRS幅が広い不規則な頻脈（100/分 ≦ 心拍数）

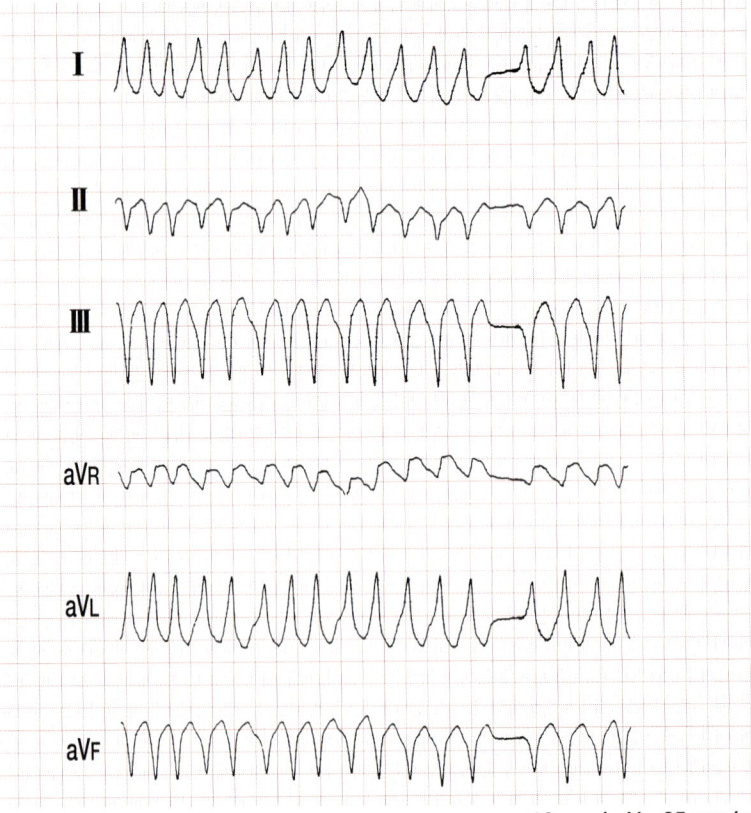

10mm/mV　25mm/s

判読のポイント

- 幅の広い QRS が，全く不規則な間隔で出現している．
- P 波を認めない．
- 副伝導路（Kent 束）の不応期は，房室結節に比べ短いため，心房細動の心房興奮は速いレートで心室に伝導する．そのため心室細動が誘発されることもある．

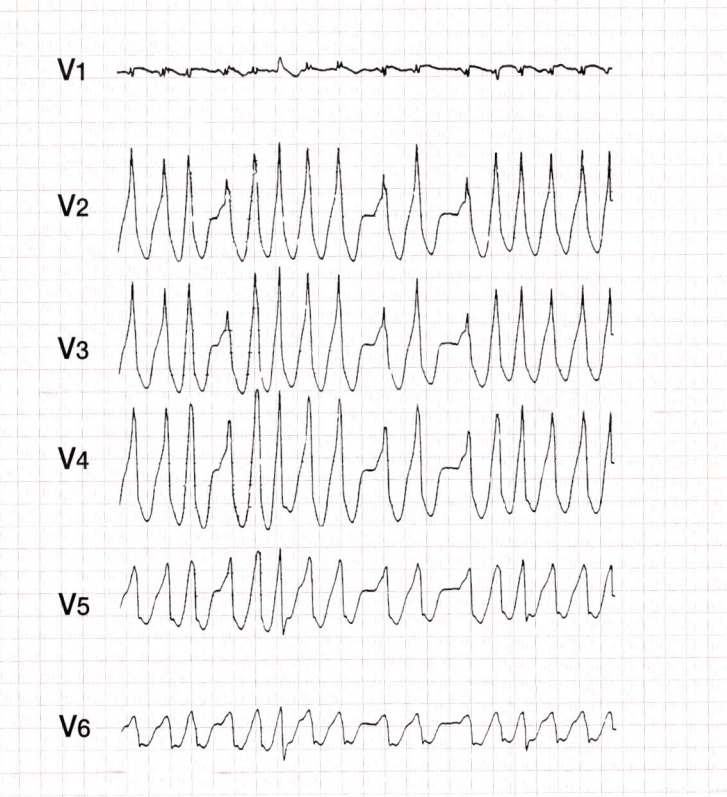

5mm/mV　25mm/s

各 論 12-4：RR 間隔の異常（④ QRS 幅が広く不規則）

心室内伝導障害を伴う頻脈性心房細動

checkpoint
☑ QRS 幅が広い不規則な頻脈（100/ 分 ≦ 心拍数）

判読のポイント
- P 波を認めない．
- 基線の不規則な動揺，細動波（f 波）を認める．
- 下図で，QRS は右脚ブロックのパターンを呈し，RR 間隔が全く不規則である（絶対性不整脈）．

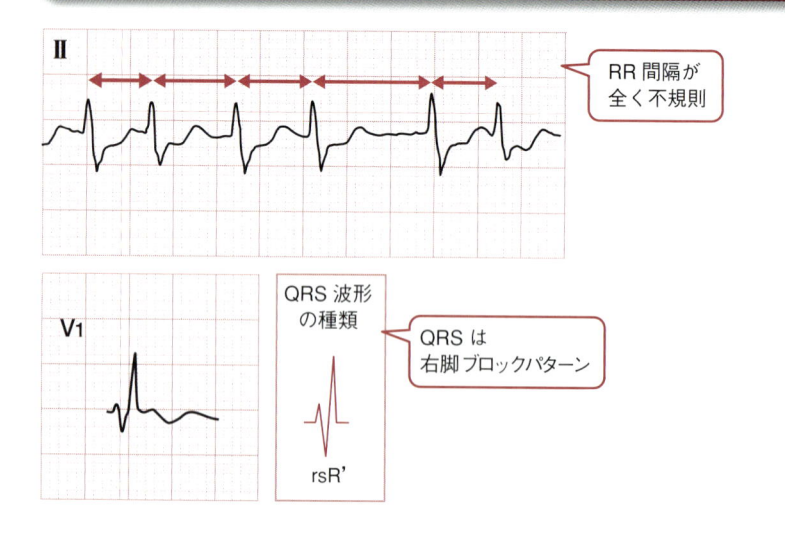

II

RR 間隔が全く不規則

V1

QRS 波形の種類

QRS は右脚ブロックパターン

rsR'

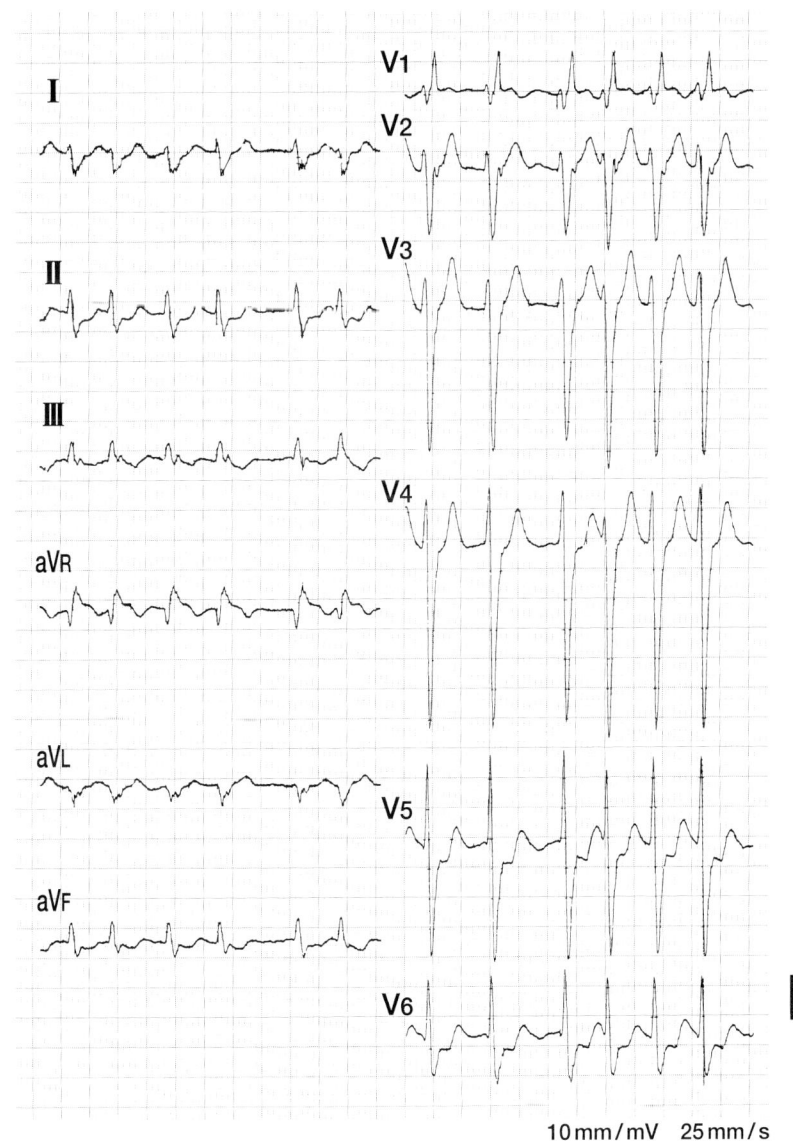

10 mm/mV 25 mm/s

13-1：徐　脈

P波が認められる徐脈（心拍数＜60/分）

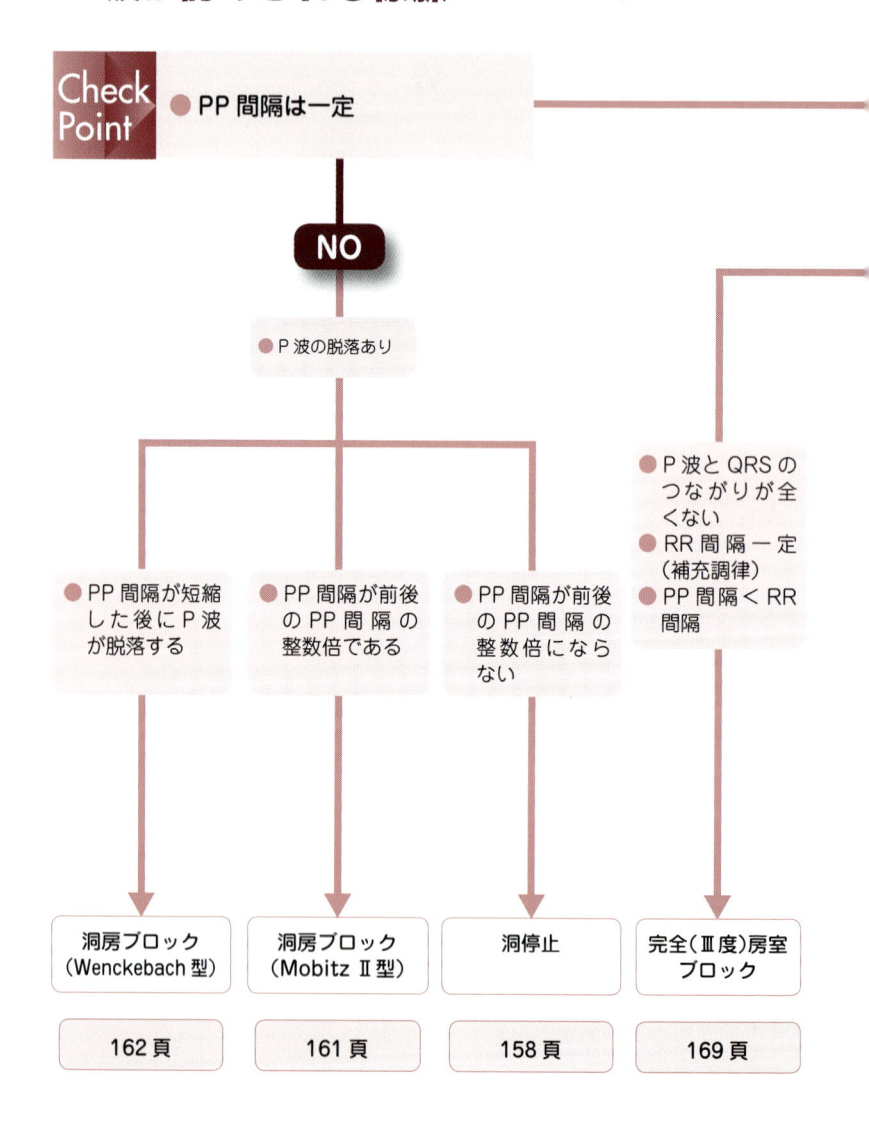

Check Point
- PP間隔は一定

NO ↓

- P波の脱落あり

・PP間隔が短縮した後にP波が脱落する	・PP間隔が前後のPP間隔の整数倍である	・PP間隔が前後のPP間隔の整数倍にならない	・P波とQRSのつながりが全くない ・RR間隔一定（補充調律） ・PP間隔＜RR間隔
洞房ブロック（Wenckebach型）	洞房ブロック（MobitzⅡ型）	洞停止	完全（Ⅲ度）房室ブロック
162頁	161頁	158頁	169頁

YES

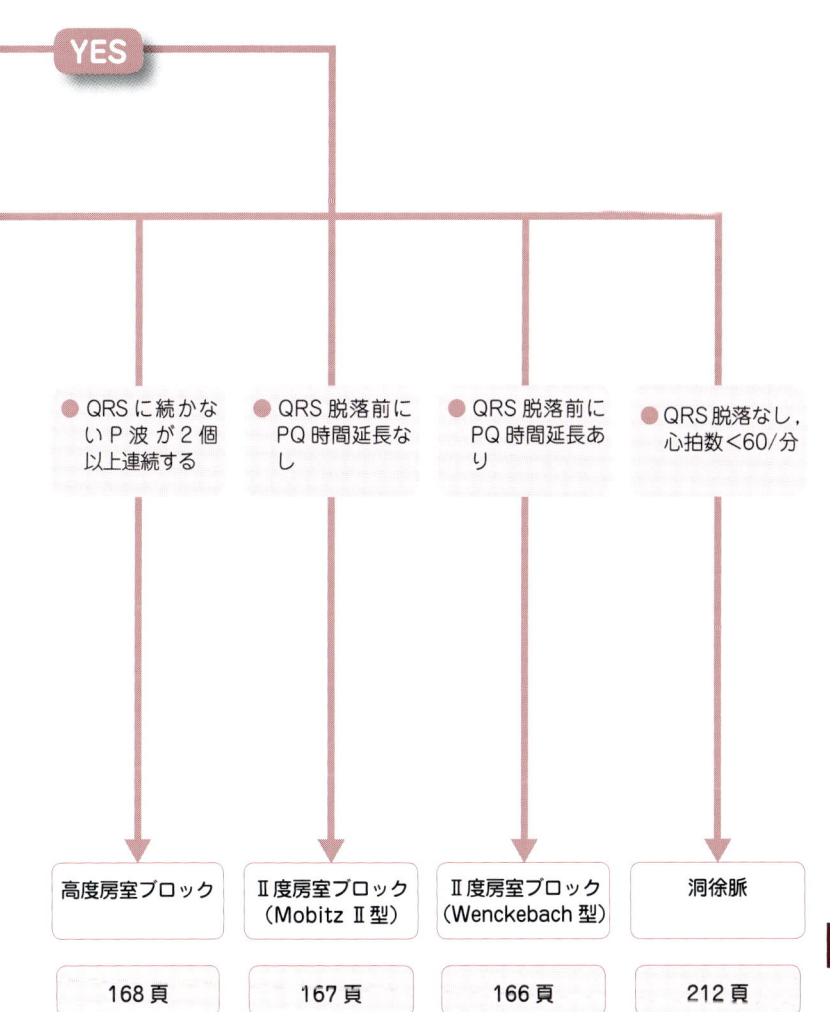

- QRS に続かないP波が2個以上連続する
- QRS 脱落前にPQ時間延長なし
- QRS 脱落前にPQ時間延長あり
- QRS 脱落なし，心拍数<60/分

高度房室ブロック	Ⅱ度房室ブロック（Mobitz Ⅱ型）	Ⅱ度房室ブロック（Wenckebach型）	洞徐脈
168頁	167頁	166頁	212頁

13-1：P波が認められる徐脈

checkpoint
☑ P波が認められる徐脈（心拍数＜60/分）

判読のポイント

洞徐脈
- PP間隔は一定，QRSの脱落なし．

Ⅱ度房室ブロック（Wenckebach型）（P.166参照）
- PP間隔は一定
- QRSの脱落前にPQ時間が漸次延長する．

Ⅱ度房室ブロック（Mobitz Ⅱ型）（P.167参照）
- PP間隔は一定
- PQ時間が延長せずにQRSが脱落する．

高度房室ブロック（P.168参照）
- PP間隔は一定，QRSに続かないP波が2個以上連続する．

完全（Ⅲ度）房室ブロック（P.169参照）
- P波とQRSのつながりが全くない．
- RR間隔一定の補充調律（PP間隔＜RR間隔）を認める場合が多い．
- 補充調律が出現しない場合は，心停止をきたす．

洞停止 (P.158 参照)

- P 波の脱落と心停止を認める.
- PP 間隔が, 前後の PP 間隔の整数倍にならない.

洞房ブロック (Mobitz II型) (P.161 参照)

- P 波の脱落あり.
- PP 間隔が, 前後の PP 間隔の整数倍である.

洞房ブロック (Wenckebach 型) (P.162 参照)

- PP 間隔が徐々に短縮した後に, P 波が脱落する.

13-1

13-2：徐脈

P波が認められない徐脈 (心拍数＜60/分)

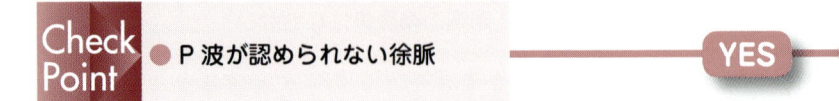

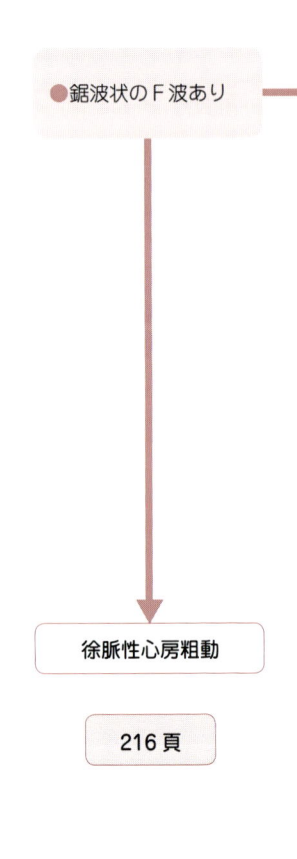

Check Point ● P波が認められない徐脈 ── **YES**

● 鋸波状のF波あり

↓

徐脈性心房粗動

216頁

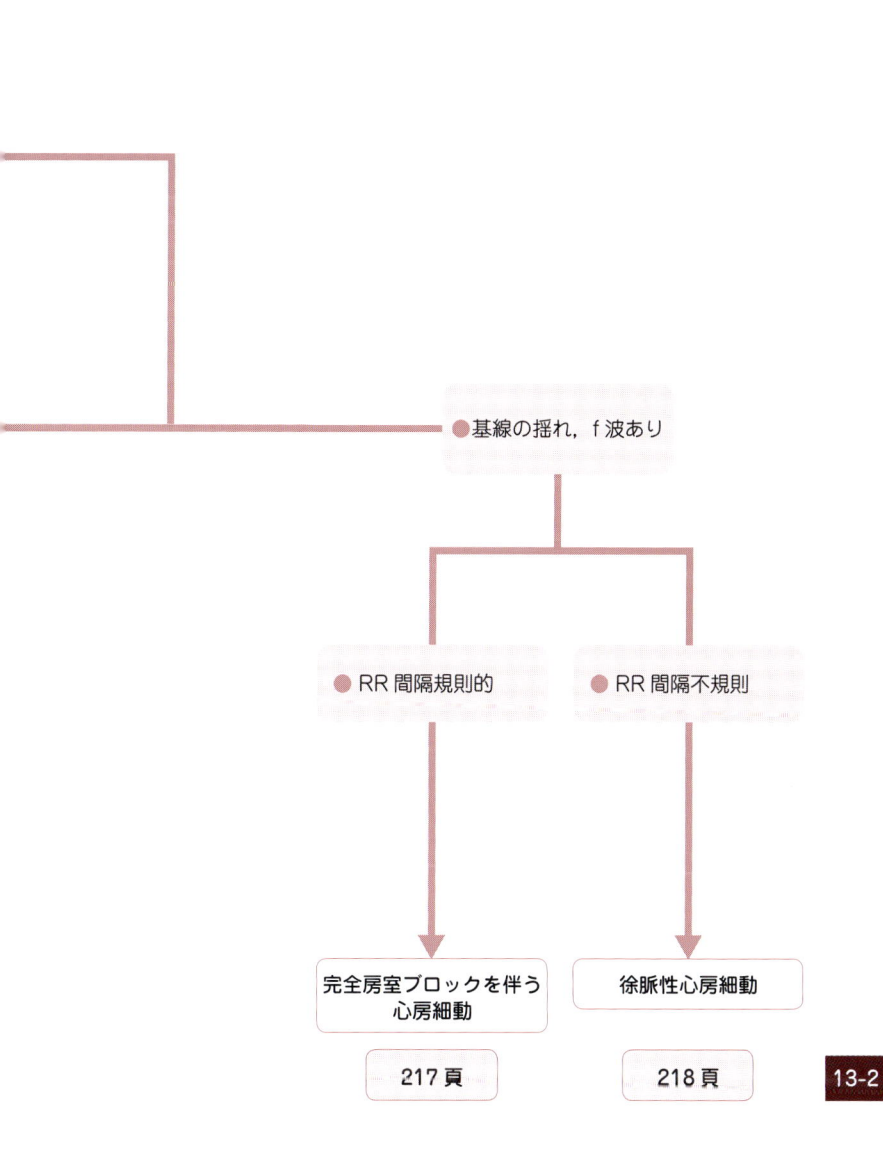

- ●基線の揺れ，f 波あり
  - ● RR 間隔規則的 → 完全房室ブロックを伴う心房細動　217 頁
  - ● RR 間隔不規則 → 徐脈性心房細動　218 頁

13-2

各 論 13-2：P波が認められない徐脈

徐脈性心房細動

checkpoint
☑ P波が認められない徐脈（心拍数＜60/分）

判読のポイント

- P波を認めない．
- 基線の不規則な動揺，細動波（f波）を認める．
- RRの間隔が全く不規則で（絶対性不整脈）で，RR間隔の延長を認める．

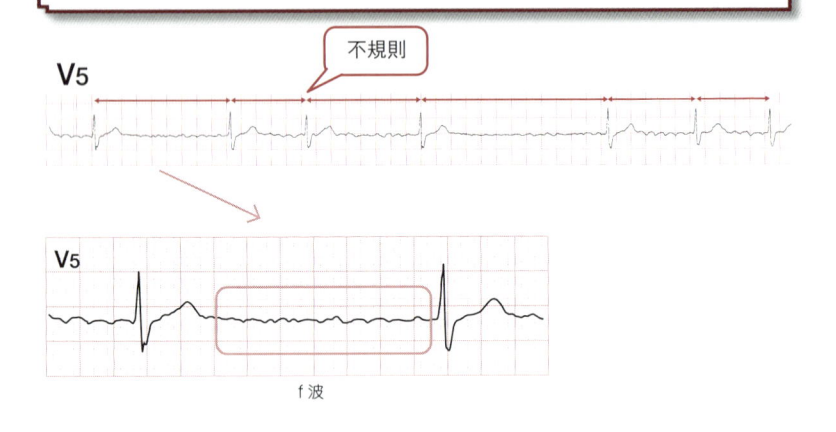

V5

不規則

V5

f波

完全房室ブロックを伴う心房細動

checkpoint
- ☑ P波が認められない徐脈（心拍数＜60/分）

判読のポイント

- P波を認めない．
- 基線の不規則な動揺，細動波（f波）を認める．
- 補充調律が出現しているため，RR間隔は規則的である．
- 補充調律が出現しない場合には，心停止を呈する．

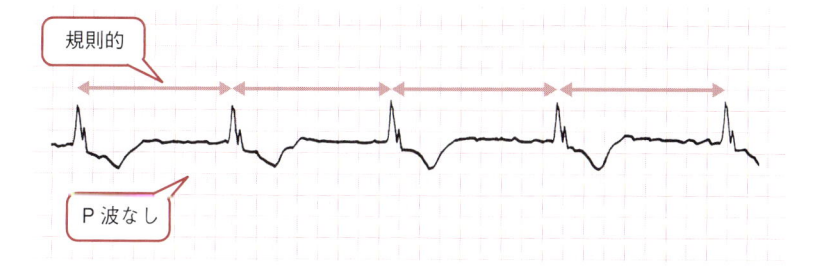

規則的

P波なし

13-2

各論 13-2：P波が認められない徐脈

徐脈性心房粗動

checkpoint
☑ P波が認められない徐脈（心拍数＜60/分）

判読のポイント
- P波が認められない．
- 鋸波状の粗動波（F波）を認める．
- F波の頻度とQRSへの伝導比により心拍数が決まる．
- 以下の例では，4：1伝導である．

F波とQRSの比が4：1

13-2

INDEX

索　引

欧文数字

- Ⅰ度房室ブロック……………………35
- Ⅱ度房室ブロック（Mobitz Ⅱ型）……167
- Ⅱ度房室ブロック（Wenckebach 型）……………………………………166
- 2 枝ブロック……………………60, 62
- 3 枝ブロック……………………………84
- Brugada 症候群…………………112
- Brugada 型心電図………………112
- Lown-Ganong-Levine（LGL）症候群……………………………38
- PQ 時間……………………………………8
- PQ 時間の延長……………………35
- PQ 時間の短縮……………………36
- P 波…………………………………………8
- P 波の異常…………………………20
- QRS………………………………………9
- QRS 波形……………………………10
- QRS 幅の延長………………………40
- QS パターン…………………………88
- QT 延長……………………………132
- QT 時間……………………………14
- QT 時間の測定……………………135
- QT 短縮……………………………133
- QT 短縮症候群……………………144
- R 波が高い（増高）…………………76
- R 波が高い（増高）…………………82
- ST 下降……………………………116
- ST 上昇……………………………96
- ST 部分……………………………13
- Torsade de pointes（TdP）……………………………………138, 205
- T 波…………………………………13
- T 波増高……………………………126
- U 波…………………………………14
- U 波増高……………………………152
- VAT（ventricular activation time）……………………………80
- Wolff-Parkinson-White（WPW）症候群……………………………36

あ行

- 異型狭心症……………………………98
- 移行帯…………………………………12
- 異常 Q 波……………………………86
- 遺伝性 QT 延長症候群……………138
- 移動性ペースメーカー………………30
- 陰性 T 波……………………………116
- 陰性 U 波……………………………153
- 右脚ブロック…………………………43
- 右室肥大………………………………86
- 右房負荷………………………………24
- 運動負荷心電図……………………118

か行

下部心房調律	28
下壁心筋梗塞	72
完全（Ⅲ度）房室ブロック	169
完全右脚ブロック	46
完全房室ブロックを伴う心房細動	217
偽性心室頻拍	206
脚ブロック	42, 52, 55
急性下壁心筋梗塞	104
急性心筋炎	110
急性心筋梗塞（ST上昇型）	100
急性心膜炎	108
急性前壁側心筋梗塞	102
狭心症	118
胸部誘導	6
高カリウム血症	130
高カルシウム血症	146
後側壁心筋梗塞	90
高度房室ブロック	168
後壁心筋梗塞	90

さ行

左脚後枝ブロック	58
左脚前枝ブロック	56
左脚ブロック	48
左室高電位	78
左室肥大	80
左房調律	26
左房負荷	23
ジギタリス効果	124
刺激伝導系	3
上室期外収縮	174
上室調律	11
上室頻拍	184
徐脈	210, 214
徐脈頻脈症候群	160
心筋梗塞	89
心筋梗塞	120
心室期外収縮	177
心室細動	204
心室頻拍	199
心電図波形	4
心拍数	7
心房細動	194
心房粗動	183
心房頻拍	190
前壁心筋梗塞	70
早期再分極症候群	114
双極肢誘導	5
促進房室接合部調律	176

た行

たこつぼ型心筋症	106
単極肢誘導	6
調律	7

INDEX

低カリウム血症……………………122
低カルシウム血症…………………140
低電位差……………………………94
デルタ波……………………………36
電気軸………………………………9
テント状T波………………………130
洞停止………………………………158
洞頻脈………………………………182
洞房ブロック………………………161

は行

反時計方向回転……………………88
非ST上昇型心筋梗塞……………120
肥大型心筋症………………………74
不完全3枝ブロック………………84

不完全右脚ブロック………………44
副収縮………………………………178
ブロックされた上室期外収縮……170
変行伝導……………………………175
房室結節リエントリー頻拍………186
房室リエントリー頻拍……………188

や行

薬剤性QT延長……………………136
誘導法………………………………5

ら行

両房負荷……………………………25
労作性狭心症………………………118

フローチャート一覧

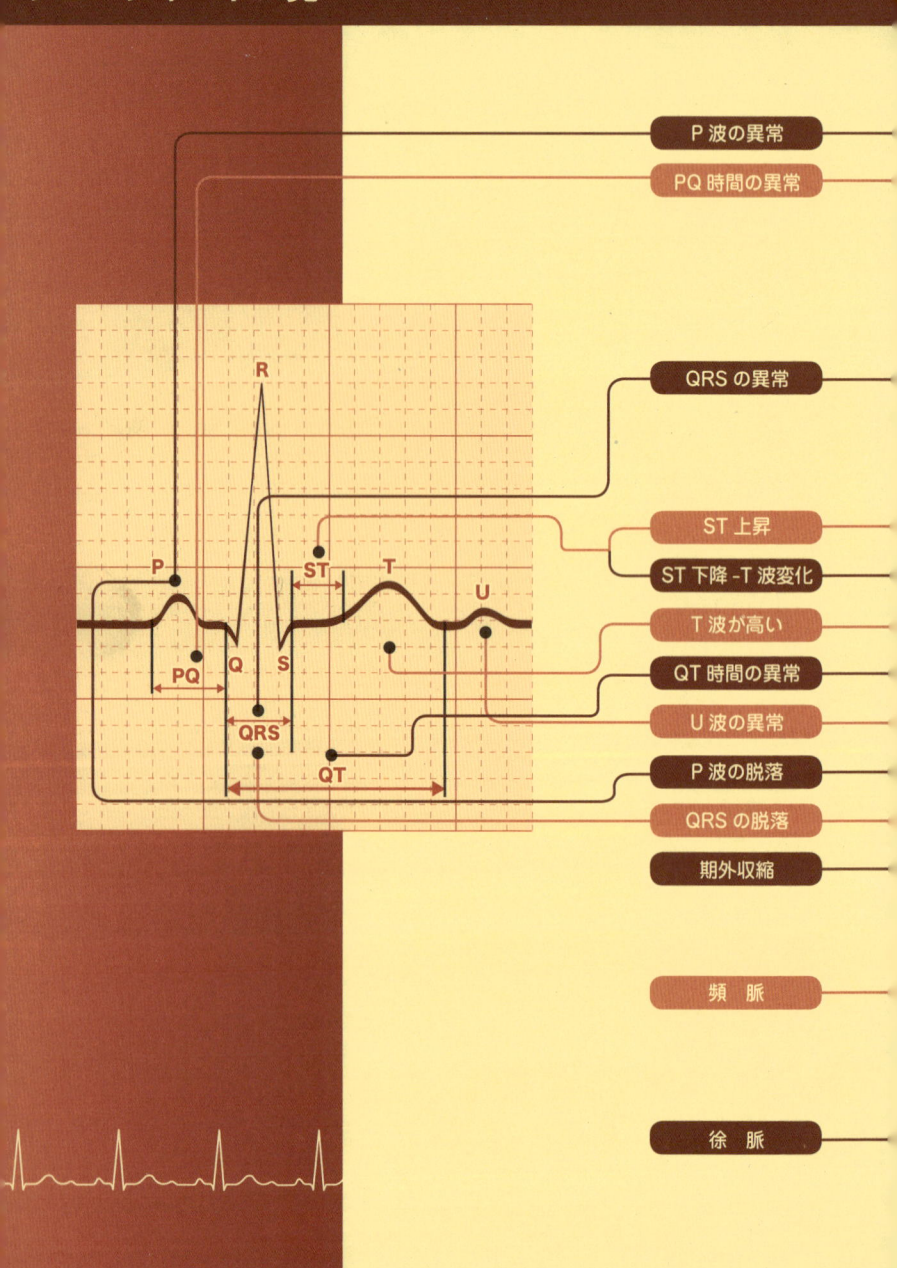

- P 波の異常
- PQ 時間の異常
- QRS の異常
- ST 上昇
- ST 下降 -T 波変化
- T 波が高い
- QT 時間の異常
- U 波の異常
- P 波の脱落
- QRS の脱落
- 期外収縮
- 頻 脈
- 徐 脈